Principle and diagnosis of abdominalgia

腹痛原理与诊断

主　编　李　亮　张常华

副主编　洪楚原　刘　铮

编　委　（按姓氏笔画排序）

丁　宇　北京大学深圳医院泌尿外科

伍友春　深圳市第三人民医院肝胆外科

刘　铮　中山大学附属第七医院健康管理中心

刘丽香　中山大学附属第七医院妇产科

江志鹏　中山大学附属第六医院胃肠疝和腹壁外科

李　亮　中山大学附属第七医院消化医学中心

李茂林　深圳市福田区第二人民医院普外科

邹湘才　广州医科大学附属第二医院胃肠外科

张常华　中山大学附属第七医院消化医学中心

周学付　中山大学附属第七医院消化医学中心

郝腾飞　中山大学附属第七医院消化医学中心

洪楚原　广州医科大学附属第二医院胃肠外科

绘　图　李　亮　中山大学附属第七医院消化医学中心

世界图书出版公司

西安　北京　广州　上海

图书在版编目(CIP)数据

腹痛原理与诊断/李亮,张常华主编. —西安:世界
图书出版西安有限公司,2021.5
ISBN 978 - 7 -5192 - 8165 - 6

Ⅰ.①腹…　Ⅱ.①李…　②张…　Ⅲ.①腹痛—诊
断　Ⅳ.①R572.04

中国版本图书馆 CIP 数据核字(2021)第 266217 号

书　　名	腹痛原理与诊断	
	FUTONG YUANLI YU ZHENDUAN	
主　　编	李　亮　张常华	
责任编辑	胡玉平	
装帧设计	绝色设计	
出版发行	世界图书出版西安有限公司	
地　　址	西安市高新区锦业路都市之门 C 座	
邮　　编	710065	
电　　话	029 - 87214941　029 - 87233647(市场营销部)	
	029 - 87234767(总编室)	
网　　址	http://www.wpcxa.com	
邮　　箱	xast@wpcxa.com	
经　　销	新华书店	
印　　刷	西安金鼎包装设计制作印务有限公司	
开　　本	787mm×1092mm　1/16	
印　　张	11.5	
字　　数	250 千字	
版　　次	2021 年 5 月第 1 版	
印　　次	2021 年 5 月第 1 次印刷	
国际书号	ISBN 978 - 7 - 5192 - 8165 - 6	
定　　价	78.00 元	

医学投稿　xastyx@163.com ‖ 029 - 87279745　029 - 87279675
(如有印装错误,请寄回本公司更换)

主编简介

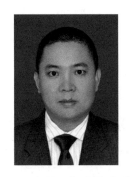

李亮 副主任医师,就职于中山大学附属第七医院消化医学中心。任国际内镜疝学会中国分会会员,中国医师协会外科医师分会疝和腹壁外科医师委员会青年委员,《中华疝和腹壁外科杂志(电子版)》通信编委,世界内镜医师协会疝和腹壁外科协会理事、内镜临床诊疗质量评估专家委员会,全国卫生产业企业管理协会疝和腹壁外科产业及临床研究分会理事、日间手术与分级诊疗专业组委员、学科与基地(中心)建设专业委员会委员,广东省医师协会疝和腹壁外科医师分会委员兼青年医师专业组副组长,第一届粤港澳大湾区疝外科医师联盟委员,深圳市医师协会疝和腹壁外科医师分会副会长、胃食管反流病外科学组副组长,广东省抗癌协会遗传性肿瘤专业委员会常务委员,广东省健康管理学会胃肠病专业委员会常务委员,深圳市福田区人民法院医疗纠纷咨询专家委员会委员,深圳市抗癌协会肿瘤营养与代谢专业委员会副主任委员。

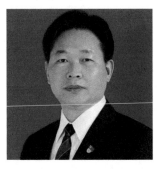

张常华 教授,主任医师,博士生导师,中山大学附属第七医院副院长、消化医学中心主任、外科教研室主任,中山大学八年长学制医学生全程导师,*Digestive Medicine Research* 杂志副主编。任中国医师协会外科医师分会上消化道外科医师专委会青委会副主任委员、委员会委员和副秘书长,广东省健康管理学会营养与健康促进专业委员会副主任委员和胃肠病学专业委员会常委兼秘书长,广东省医学会胃肠外科学分会副主任委员和肠内肠外营养学分会青年委员会副主任委员,深圳市医师协会胃肠外科医师分会会长,深圳市医学会肠外肠内专业委员会主任委员,深圳市医学会精准医学专业委员会副主任委员。

副主编简介

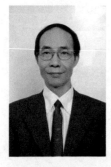

洪楚原 主任医师、科室主任、硕士研究生导师，就职于广州医科大学第二附属医院胃肠外科。任中华医学会外科分会疝与腹壁外科学组委员，中国医师协会外科医师分会疝与腹壁外科医师专业委员会委员，广东省医师协会疝与腹壁外科分会副主任委员，广东省医学会微创外科分会副主任委员，广东省医师协会微创外科分会副主任委员，广东省行业协会微创外科分会副主任委员，广东省医学会结直肠肛门外科分会常务委员，广东省抗癌协会热疗专业委员会常委，广东省中西医结合普通外科专业委员会副主任委员，广东省中西医结合肛肠科专业委员会副主任委员。

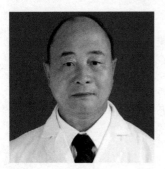

刘　铮 主任医师，科室副主任，主要研究方向为胃肠外科，就职于中山大学附属第七医院健康管理中心。任中国医师协会外科医师分会上消化道外科医师专业委员会委员，中国医师协会外科医师分会加速康复外科医师专业委员会委员，中国医促会加速康复外科分会胃肠外科学组委员，深圳市医学会胃肠外科专业委员会顾问，深圳市医师协会胃肠外科医师分会顾问、疝和腹壁外科医师分会顾问。

疼痛是生物趋利避害发出的信号，有利于其生存和繁衍；但疼痛也是病理性的，它常常提示某些疾病的可能。疼痛持续时间过长，机体也会产生一系列内环境的变化，使疼痛发生病理性改变。对于富有情感的人类而言，疼痛更为复杂，其融合了社会及心理因素。疼痛是人们熟悉的感觉，但关于疼痛的本质，医学界至今也没有定论。即便如此，目前对疼痛也有一致的认识，即疼痛是生命的第五体征，其包含生物和精神心理两方面的因素。

腹痛与其他部位疼痛一样，也是一个病因复杂的症状。腹痛涉及腹部多个脏器和系统，包括消化系统、泌尿系统、生殖系统、肌肉骨骼系统、呼吸系统、心血管系统、神经系统等。此外，胸部及其他部位的疾病也可引起腹痛。腹痛还包含多种性质的疼痛，包括躯体性疼痛、内脏痛、神经病理性疼痛、精神心理因素引起的疼痛。而对于胃肠道，还有一种特殊类型的腹痛，即功能性胃肠病引起的腹痛。由此可见腹痛的复杂性，因此全面了解腹痛的相关问题，做出正确的诊断，需要具备多学科的知识。中山大学附属第七医院消化医学中心是一个多学科协作的专病中心，由该中心专家主编的《腹痛原理与诊断》一书中，他们对腹痛按照性质进行分类，融合多学科知识，并进行全面论述，是其相对创新之处。

在腹痛的病因诊断上，习惯的做法是根据腹痛发病的缓急、诱因、持续时间、部位及患者主观感受腹痛的性质和腹部体征进行分析，从而得出诊断。但是，严格来说，这种诊断思维属于经验诊断，其既受医生经验的影响，也受患者本身文化水平和表达能力的影响。虽然经验丰富的医生具有较高的诊断命中率，具有重要的意义，但仍然不是完全建立在科学理论的基础上。如何克服经验的限制，更好地全面认识腹痛，全面认识腹痛的本质，从而做出正确的诊断,是消化病和腹部外科领域的重要课题。本书在疼痛学本质的基础上,结合解剖学知识,从多学科角度全面总结并提出腹痛的诊断理论问题——诊断思维,也是一种新的尝试,为大家提供一个新的思考角度。

本书编者均为临床一线优秀的医护人员,在繁忙的日常工作中,总结经验和理论,著书立说,实属不易。本书有其独特的创新之处,在一定程度上填补了腹痛诊断方面的空缺,相信对临床工作人员理解腹痛及做出正确的诊断可提供参考,也请大家对本书的不足提出指导和建议,为以后进一步完善相关知识共同努力。

何裕隆

2021 年春于深圳

前 言 ▶Foreword

　　腹痛是人们自小就能体验到的感受,人一生从小到老,可能体会到多次不同的腹痛感受。作为医生,特别是消化内科和腹部外科医生,接触到的主要症状也是腹痛。腹痛太普遍了,以致无论医生还是非专业人士的一般民众,都觉得对腹痛非常熟悉。但疼痛的本质到底是什么? 很多人无法回答,即使是当今的医学,对疼痛的定义也并不十分完美,存在很多未知的问题。

　　作为以胃肠外科、疝和腹壁外科为主要研究方向的医生,笔者最初接触到的各种腹痛,基本上都属于胃肠道病变引起的内脏痛,以及手术创伤引起的躯体性疼痛。后来在执业生涯中,也接诊过由于腹股沟疝手术后腹股沟区顽固性疼痛的患者,这种疼痛在性质上属于神经病理性疼痛,临床表现与以往熟悉的疼痛有很大差异。在不具备这方面知识的时候,笔者甚至认为症状是这些患者诈病或者就是一种心理疾病。在胃肠外科或消化内科门诊中,经常会遇到一些不明原因的腹痛病例,这些患者经过详细和全面的检查,包括胃镜、肠镜、胶囊内镜和 CT 等,未发现可以解释腹痛的器质性病变的依据,腹痛特点是一般的躯体性疼痛、神经病理性疼痛和内脏痛理论也不能解释的临床问题。在消化医学领域,还有一个大的分支领域,即功能性胃肠病,这个领域以中枢神经系统和胃肠道神经系统的互动为研究对象,即脑－肠轴的互动,以罗马委员会制定的标准为基础,以症状分析,结合社会、精神心理、胃肠动力等因素,做出诊断并制定治疗措施的学科分支。以上问题,一部分可以用功能性胃肠病来解释。此外,精神心理因素也可导致腹痛,成为腹痛的原因之一,国内的消化内科也有一个有关的学科分支,即"消化心身医学",与功能性胃肠病有一定的共通之处,其有自身的特点,融合了一部分中医辨证论治的内容。

由此可见,腹痛的原因是复杂的,除了包含所有性质的疼痛外,鉴于胃肠道特殊的神经系统,也具有特有的功能性胃肠病相关的腹痛。精神心理因素在腹痛的表现上也发挥作用,但心理因素已经成为诊断的垃圾桶,无法解释的腹痛都被扔到这里面来。本书编写的目的和意义正是为梳理腹痛的相关知识,将目前散落于各专科的腹痛知识组织起来,为腹痛的诊断提供相对系统的参考资料。

本书围绕腹痛的临床诊断问题展开,根据腹痛的性质,将腹痛按躯体性疼痛、内脏痛、神经病理性疼痛、精神心理因素相关的腹痛、功能性胃肠病相关的腹痛进行分类,并以疼痛的神经学为主要的线索进行论述。作为外科医生主导编写的诊断学专著,主要的特色是结合了解剖学的知识,从解剖学、病理生理学、心理学和疼痛学等多学科角度来考虑腹痛的诊断。在笔者看来,应该是更全面的角度,同时也是一种尝试。限于篇幅的原因,对于疼痛学相关的神经解剖学、生理学、分子生物学等领域不做深入探讨,只做有利于理解疼痛本质的简要介绍,对辅助检查及治疗也不做深入讨论。

本书的编写及出版由中山大学附属第七医院消化医学中心"深圳市三名工程"何裕隆教授团队提供指导和经费支持,参编者都是临床一线的优秀医护人员。编者们在繁忙的日常工作中,利用业余时间编写书稿,对他们的辛苦付出表示衷心的感谢。每个人的知识都具有局限性,本书的编写也是一种新的尝试,必定有不完善之处,敬请广大读者不吝赐教。

编　者

2021 年春于深圳

目 录 ▶Contents

第一章　疼痛与腹痛的原理

疼痛是人们最熟悉的一种症状，人们对疼痛都有直接的体会，但是有些疼痛的原因也会对患者和医生造成困惑。在临床实践中，认识疼痛的本质具有重要的意义。国际疼痛研究协会(International Association for Study of Pain, IASP)的疼痛定义是：一种与组织损伤或潜在组织损伤相关的不愉快的主观感觉和情感体验。疼痛不仅是一种感觉，也与情感和体验相关。准确认识疼痛需要具备相应的神经学基础和心理学知识。对理解腹痛而言，还需要对胃肠道消化动力学有一定的了解。本章对上述问题进行简要的介绍，以便理解疼痛和腹痛的性质，但对疼痛的神经电生理学、生物化学和心理学等领域更深入和详细的知识不做深入的论述。相关知识可参阅相关的专著。

第一节　躯体感觉神经的解剖学概述

疼痛，主要是体表或浅表部位的伤害性疼痛，对动物最大的意义就是伤害的预警信号，使动物产生回避或逃避行为。躯体感觉神经相关的疼痛从信号产生到传递至大脑皮质、进行信息加工，共分为四个过程，分别是转导、传递、调制、感知。这个疼痛的生理或病理生理过程也适合于内脏疼痛和神经病理性疼痛。

转导　不同形式的能量(各种刺激，如机械、冷热、化学)在感觉传入神经的外周终端转化为电活动信号的过程。

传递　由刺激引发的电活动信号在神经系统中传导的过程。

调制　疼痛传递通路中，神经活性或电信号被改变的过程。

感知　大脑对神经传导通路传递的信号产生疼痛的主观感受的过程。

一、躯体疼痛信号的转导和传递

传递系统有三个主要的部分，脊髓背根神经节的外周感觉神经元是传递系统的第一级元件，将外周神经元的各种感受器转导的脉冲信号传递至脊髓，外周神经元的中枢末端在脊髓的背角与次级神经元形成突触联系；脊髓神经元是传递系统的第二级元件，投射到丘脑、脑干和间脑；脑干和间脑的神经元为传递系统的第三级元件，其纤维将信号传递至大脑皮质。

第一级元件为传入神经纤维，其胞体位于背根神经节中，一般根据传导速度和感受皮肤刺激的性质分类。皮肤存在三种神经传入纤维，分别是Aβ纤维、Aδ纤维和C纤维。Aβ纤维直径最粗，传导速度最快，一般传递轻触觉、压觉和毛发运动，一般不传递痛觉。Aδ纤维和C纤维通常传递伤害性刺激，如冷热、机械或化学刺激等。其中C纤维的传递速度较Aδ纤维慢，为主要的传入纤维，人类C纤维的活性增强与持续的烧灼感相关；Aδ纤维与锐痛、剧痛和针刺样疼痛相关，两者纤维同时被激活产生双重的疼痛感受，即烧灼样和刺痛并存。当第一级神经元损伤后，神经元或其感受器会关闭或开放某些离子通道，导致神经信号持续存在，出现自发性疼痛。某些疾病也会改变这些通道的功能，引起疼痛，称为通道病。第一级神经元进入脊髓后角后，除了与第二级神经元发生联系外，还发出一些侧支，完成脊髓内的一些保护性反射。

第二级元件位于脊髓后角，属于中枢性神经元，接受第一级元件的传入信号，躯体表面的感觉传递到脊髓后角或脊髓脑干结合部的脊柱核，面部的躯体感觉即传递到位于三叉神经脊束核或脑桥三叉神经感觉主核。正常情况下，背束核和三叉神经感觉主核仅选择性地接受与轻触觉有关的粗的有髓Aβ纤维的传递信号，脊髓后角和三叉神经脊束核接受Aδ纤维和C纤维传递的信号。脊髓和三叉神经核的伤害性感觉神经元分为两种主要的类型，分别是广动力范围（wilde dynamic-range neurons，WDR）神经元和伤害特异性（nociceptive-specific，NS）神经元。广动力范围神经元主要集中在脊髓后角的深层，接受Aβ纤维、Aδ纤维和C纤维传递的信号，因此可以被非伤害和伤害的信号激活，并且伤害性与非伤害性的信号刺激相比，可诱发更大的反应。伤害特异性神经元位于脊髓后角的外层，只对伤害性刺激有反应。广动力范围神经元与伤害性神经元相比，自发放电活性更高，传递速度更快，两者的轴突在胞体水平越过中线，在对侧的脊髓前外侧索集合上行，不同的感觉系统交叉的平面不同，最后到达脑干和间脑。

二、躯体疼痛信号的调制

由于躯体疼痛信号的传递涉及三级元件，第一级元件产生和传递信号，第二级元件和第三级元件可以对疼痛进行调制。脊髓的调制部位主要在脊髓后角；脊髓以上的调制主要在脑干、间脑和中脑水平，可以对脊髓后角神经元的活动产生抑制和易化的双重效果。脊髓层面局部细胞网络的调节和下行调节系统可以增强和抑制脊髓神经元疼痛信号的传出，脊髓兴奋系统和抑制系统的相互作用决定了何种信息可以传递到更高级的中枢神经系统。多数情况下，调制可以降低伤害性刺激疼痛传导通路的效能，从而降低疼痛的主观感受，例如应激可以产生镇痛作用，在某些情况下，调制也可以增强信号的传导，导致疼痛信号的增强。这个调制系统异常，也可导致一些病理性疼痛的发生。

三、躯体疼痛转导和传递的神经化学因素

疼痛的病理生理涉及一系列的细胞因子，主要包括作用于伤害性感受器的细胞因子和神经信号传递相关的细胞因子。

（一）躯体疼痛转导相关的细胞因子

组织损伤后导致多种化学物质的释放，这些物质直接激活伤害性感受器或增加伤害性感受器的活性，主要包括缓激肽、5 - 羟色胺、组胺、类花生四烯酸类物质、一氧化氮（NO）、腺苷、白介素 - 1β（IL - 1β）、肿瘤坏死因子 - α（TNF - α）、趋化因子、神经生长因子等。

（二）躯体疼痛传递相关的细胞因子

脊髓的侧索和后索为疼痛的传导通路，虽然其组成神经元的解剖和生理存在差异，但其化学传导是类似的，主要包括兴奋性神经递质、抑制性神经递质和神经肽。

1. 兴奋性神经递质

谷氨酸和天冬氨酸是躯体感觉神经元突触中发现的主要兴奋性氨基酸，它们的受体有四种类型，包括代谢性谷氨酸受体、L - 2 - 氨基 - 4 - 磷酸丁酸受体、海人藻酸受体、α - 氨基 - 3 - 羟基 - 5 - 甲基 - 4 - 异恶唑丙酸受体。疼痛传导的第一级元件到第三级元件都有赖于谷氨酸和天冬氨酸的四种类型受体。

2. 抑制性神经递质

甘氨酸和 γ – 氨基丁酸（GABA）是躯体感觉神经系统主要的抑制性神经递质，脊髓水平的抑制性神经递质主要是甘氨酸，更高水平的抑制性神经递质为 γ – 氨基丁酸（GABA）。去甲肾上腺素是另一大类的抑制性神经递质，在脑干下行投射到脊髓背角起重要的作用。从脑干的中缝核参与脊髓背角的抑制中，5 – 羟色胺是主要的抑制性神经递质。此外，腺苷和乙酰胆碱也是抑制性神经递质。

3. 神经肽类

神经肽类与兴奋性神经递质和抑制性神经递质不同的是：神经肽类有些是兴奋性，有些是抑制性，并且持续时间较长。重要的神经肽类包括脑啡肽和生长抑素，是躯体感觉系统中重要的抑制性神经肽。

在脊髓水平，这些细胞因子的相互作用，可以抑制或放大疼痛的信号，也可以将急性疼痛转变为慢性疼痛。这些改变可以是基因水平的调控、受体水平，也可以是胶质细胞的活化或中枢敏化的重要细胞因子。

四、躯体神经的传出神经

躯体的传出神经主要是支配骨骼肌的脊神经，为运动神经，呈节段性分布，感觉神经一般与运动神经共同走行。

五、躯体疼痛的特点

躯体感受器和传入神经具有高度特异性的功能分类，不同类型的神经元传导不同的神经信号，参与不同的调制，因此感觉具有特异性。

· 大直径有髓鞘的 Aβ 神经分为快适应机械感受器和慢适应机械感受器：快适应对皮肤的运动有反应，对固定的按压没有反应；慢适应感受器对两者都有反应。

· 细轴突和细髓鞘的 Aδ 神经可分为具有较大感受区域的低阈值 D-hair 机械感受器和高阈值的机械感受器。

· C 神经元可分为对机械刺激有反应而对温热刺激无反应的机械伤害感受器、对机械刺激和温热刺激都有反应的机械温热感受器。

因此躯体感觉神经的信号来源单纯，传导路径恒定，大脑可以对信号作出特异性的调制，感受到明确定位的躯体不适，出现明确性质和定位的疼痛。腹部的躯体性疼痛主要与手术切口或神经压迫有关，理解其传导路径对加速康复外科的疼痛管理具有重要的指导意义。

第二节　内脏神经的解剖学概述

与伤害性刺激引起的躯体疼痛不同，内脏痛一般来源于胸腔或腹腔内的脏器，在病因和病理生理上具有不同的特点。内脏痛的特点是：内脏感觉神经对机械牵拉、脏器缺血或痉挛、炎症等刺激敏感，疼痛缓慢持续且定位不明确，常伴有牵涉痛、情绪反应或防御反应。

一、腹腔内脏的神经解剖

内脏神经系统与周围神经系统共同组成周围神经系统。内脏神经系统(visceral nervous system)是调节和控制内脏器官、心血管和腺体的神经系统，与躯体的神经系统一样，分为传入神经纤维和传出神经纤维。内脏的功能活动包括内脏、脉管系统、腺体等的感觉和运动，所以内脏神经系统与躯体神经系统一样分为感觉和运动神经两种纤维，内脏的传出神经(运动神经)通常不受人意识直接支配和控制，在意识上无清晰的感觉，因此称为自主神经，需要注意的是自主神经只是指内脏神经的传出神经，并非全部的内脏神经，又因为自主神经控制和调节动植物共有的物质代谢活动，所以也称为植物神经。内脏的感觉神经元分为两级，初级感觉神经元位于脑神经节和脊神经节内，周围支分布到内脏和心血管内的感受器中。

（一）内脏的传入神经纤维

内脏的感觉神经纤维，或传入神经纤维分为两种，来自胸腔、腹腔、盆腔脏器的感觉神经纤维，称为一般内脏传入纤维；来自鼻腔嗅觉和口腔味蕾的传入纤维，称为特殊内脏传出纤维。与腹痛相关的是一般内脏传入纤维，内脏传入纤维又分为有髓纤维和无髓纤维，有髓纤维直径较粗，直径 $1\sim4\mu m$，无髓神经直径较细，迷走神经来自腹腔的内脏传出纤维几乎是无髓纤维。

1. 一般内脏传入纤维

内脏传入神经的信号始于内脏感受器，经传入纤维传导，进入脊髓或脑干，然后信号的传导分成两部分，一部分经脊髓或脑干的神经元沿上行通路传递到大脑，产生可以被意识感受到的内脏感觉或痛觉，另一部分传入纤维在脊髓或脑干内形成反射性联系，参与各种反射活动，如内脏 – 内脏反射和内脏 – 躯体反射。

内脏感受器可以感受化学、机械和温热等刺激，形成神经信号，根据形态可以分成三类：

·游离感觉神经末梢，由内脏感觉纤维末梢反复分支形成，多分布于黏膜上皮、浆膜层、内脏肌层和肌内膜、器官的结缔组织间，感受痛觉或其他刺激，黏膜内的感受器为化学感受器，胃黏膜的 pH 感受器、小肠肠黏膜的化学感受器可以感受不同溶液的渗透压，肌层间的感受器为机械性感受器。

·神经末梢形成网络状，一般分布在浆膜层和肌层间。

·环层小体，呈具有被囊的板层状，见于肠系膜内、肠系膜、脏器支持组织、血管外模和胰腺等。

一般内脏的初级传入神经元为假单极神经细胞，中枢突位于脑干或脊髓，周围突与交感神经和副交感神经一起走行，分布于相应的内脏器官。内脏传入神经经过神经节时不交换神经元，直接与内脏感受器相连，传导内脏神经信号。一般内脏传入神经的特殊之处具有传出功能，神经元的胞体内可以合成降钙基因相关肽（CGRP）和神经激肽 A（NKA），并经神经末梢释放。

（二）内脏的传出纤维

内脏的传出神经纤维为交感神经和副交感神经，包括两级神经元，即节前神经元和节后神经元。交感神经节前神经元位于脊髓内，副交感神经的节前神经元位于脑干和脊髓骶部，交感神经的节后神经元位于交感神经节内，副交感神经的节后神经元位于副交感神经节内，节前神经元的信号经过节后神经节，最后传递到相应的效应器官。

1. 交感神经

交感神经节包括椎旁节和椎前节，椎旁节以节间支串联在一起，成为交感神经干，每一侧交感神经干上神经节的总数为 19 ~ 24 个，上至颅底，下至尾骨，于尾骨前面两干合并。交感干与脊神经的前支之间由白交通支和灰交通支相连（图 1 – 1），白交通支主要由有髓的节前纤维组成，呈白色，故称白交通支，灰交通支主要由节后无髓神经纤维组成，色灰暗，故称灰交通支。交感干分为颈、胸、腰、骶、尾五部，以交感神经干为中心，发出分支，到达相应的效应器官。椎前神经节位于脊柱前方，腹主动脉脏支的根部，包括腹腔神经节、主动脉肾神经节、肠系膜上神经节、肠系膜下神经节等。交感神经的节前纤维和节后纤维走行复杂，交感神经的节前纤维进入交感神经节后有三种走向：

·进入相应的椎旁节，并换神经元。

·在交感神经干内上升或下降，终止于上方或下方的神经节，胸 1～6 的节前纤维在交感神经干内上行至颈部，在颈部交换神经元，胸 6～10 的节前纤维在交感神经干内上升或下行，至其他胸部交感神经节后交换神经元，胸 11～腰 3 在交感神经内下降，在腰骶部交换神经元；一个节前神经纤维可能终止于一个神经节，也可能通过侧支与多个神经节的神经元形成突触[1]。

·节前纤维穿过椎旁节，进入椎前节交换神经元。

交感神经的节后纤维走行也分为三种情况：

·节后纤维经会交通支，返回脊神经，随脊神经走行，分布于头颈部、躯干和四肢的血管、汗腺、竖毛肌等。

·在动脉外膜形成神经丛，与动脉共同走行，并随动脉分布到相应的支配器官，如腹腔丛、肠系膜上丛等。

·直接分布到所支配的器官。

总体上，交感神经的支配有一定的规律，即：①发自脊髓胸 1～5 节段的交感神经纤维，支配头、颈、胸腔脏器和上肢的血管、汗腺、竖毛肌；②发自脊髓胸 5～12 节段的交感神经纤维支配肝、脾、肾等实质性器官和结肠脾曲以上的消化道；③发自胸 12 至骶 3 的交感神经纤维支配结肠脾曲以下的胃肠道、盆腔脏器和下肢的血管、汗腺和竖毛肌。

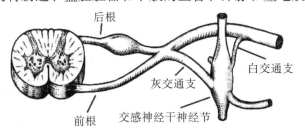

图 1-1　白交通支与灰交通支

2. 副交感神经

副交感神经的神经节分布与交感神经有所不同，副交感神经的节前纤维发自脑干的副交感神经核和脊髓骶 2 ~ 4 节段灰质的副交感神经核，是副交感神经的低级中枢，副交感神经的周围神经节分布在器官旁或器官内，位于颅内的副交感神经节体积较大，肉眼可见，如睫状神经节、下颌下神经节等，其他部位的副交感神经节体积较小，肉眼一般观察不大，如消化管壁内的神经节。一部分副交感神经节前纤维起自延髓的迷走神经背核，随迷走神经分支到达胸腔、腹腔脏器附近，或者壁内的副交感神经节，节后纤维分布于相应的器官；起自脊髓骶部第 2 ~ 4 节段副交感神经核的副交感神经节前纤维，随骶神经出骶孔，然后从骶神经分出加入盆丛，随盆丛分布到盆腔脏器旁或壁内，在脏器或脏器壁内的副交感神经节交换神经元，节后纤维支配结肠脾曲以下的消化道和盆腔脏器。

3. 交感神经与副交感神经的一般区别

交感神经与副交感神经均为内脏的传出神经，两者在形态、分布、功能及对药物的反应上均有所区别：

·交感神经与副交感神经的节前神经元所在的部位不同。

·交感神经与副交感神经的分布范围不同。

·交感神经与副交感神经的功能不同。交感神经的主要功能是在应急时产生兴奋，主要表现为心跳加快、冠状血管血流量增加、周围血管收缩、呼吸加快、血糖升高、瞳孔散大等。副交感神经的主要功能是保持机体平静时的生理平衡，如营养的吸收、蛋白质的合成与机体的生长、消除疲劳和恢复体力等。交感神经与副交感神经之间相辅相成，相互拮抗又相互统一，以适应身体机能变化的需要。

·交感神经与副交感神经产生的化学递质不同。交感神经与副交感神经的节前纤维神经末梢释放的神经递质均为乙酰胆碱，副交感神经的节后纤维神经末梢也释放乙酰胆碱，但是交感神经的节后纤维神经末梢释放去甲肾上腺素。但也有小部分的节后纤维交感神经末梢释放乙酰胆碱，主要是支配汗腺和骨骼肌舒血管纤维。

·交感神经与副交感神经引起效应器官发生反应的间隔期不同。效应器官对交感神经和副交感神经冲动反应的间隔期是不同的，对副交感神经的间隔期很短，为一秒的百分之几或千分之几，对交感神经的反应间隔要经过若干秒，甚至长达一分钟。刺激过后，效应器官表现的后效应持续时间也不同，副交感神经刺激后的后效应持续时间很短，而交感神经刺激后的后效应持续时间较长，可维持数秒甚至一分钟。

·交感神经与副交感神经对药物的反应不同。由于交感神经与副交感神经具有不同的受体，因此药物产生的效应也不同，对内脏神经药理学有重要的意义。

二、内脏神经丛

内脏的传入神经和传出神经(交感神经和副交感神经)相互交织，形成网络，分布于头颈部及胸腹腔内的动脉周围，或分布于脏器附近或脏器之内，除颈内动脉丛、颈外动脉丛、锁骨下动脉丛和椎动脉丛没有副交感神经参加外，其他内脏神经丛均由内脏感觉神经、交感神经和副交感神经组成。重要的内脏神经丛包括心丛、肺丛和腹腔丛。腹腔丛主要由腹腔神经节、肠系膜上神经节、主动脉肾神经节、来自胸交感干的内脏大神经、内脏小神经、迷走神经干的后支共同组成，是人体最大的神经丛。腹腔丛伴随动脉的分支走行，形成许多副丛，如肝丛、胃丛、脾丛、肠系膜上丛等，沿血管分支达到相应的脏器。

三、内脏神经与躯体神经的联系

内脏感觉神经的初级感觉神经元位于脑干和脊神经节内，周围支分布于内脏和心血管等处的内脏感受器，把感受的信号刺激传向中枢。内脏感觉神经元一方面直接或经中间神经元与内脏运动神经元联系，完成内脏 - 内脏反射，也可以与躯体神经发生联系，完成内脏 - 躯体反射。当躯体的感觉神经与内脏的感觉神经进入脊髓同一节段时，可在后根神经节内发生密切的联系。当内脏发生病变时，受同一节段躯体感觉神经支配的区域产生痛觉过敏或痛觉现象，这种现象称为牵涉痛(referred pain)。除了牵涉痛，躯体还会出现内脏传出神经相关的反应和躯体传出神经相关的反应。临床上将内脏病变时体表出现的感觉过敏区，以及该区骨骼肌反射性僵硬、血管运动和汗腺分泌障碍等体征，称为海德带(Head zone)。

四、肠神经系统

胃肠道的神经细胞超过 8 亿~10 亿个，相当于脊髓的神经元总数，肠神经元发出的轴突和树突彼此交织成网络状的肠神经丛，并在丛内聚集组成团块状的神经节，是一个相对独立的神经系统，称为肠神经系统，或消化道固有神经系统，又称肠脑。进入肠神经系统的交感神经与副交感神经只与部分胃肠道的神经元形成突触联系，还有大量的胃肠道神经元不直接接受来自中枢神经的神经信号，并通过内脏传入神经将感觉信息传入中枢。

（一）神经丛

肌间神经丛，又称奥尔瘢痕神经丛，位于胃肠道的纵肌和横肌之间，从食管到肛门连续分布，并且在胆囊、胆管和胰腺内也有分布。肌间神经丛由初级肌间神经丛、二级肌间神经丛和三级肌间神经丛组成，其中初级和二级肌间神经丛传入横肌，三级肌间神经丛传入纵肌，各自支配相应的平滑肌。此外，肌间神经丛的神经纤维还有分支至黏膜，可能构成感觉神经末梢，还有分支纤维投射至椎前神经节，接受向肠神经系统传递的交感神经信息。黏膜下神经丛，又称梅斯那神经丛，主要位于黏膜下层，以小肠黏膜下最明显，多为促分泌神经元。

（二）神经组织的细胞类型

肠神经系统内有多种形态和功能不同的神经元，接受交感神经和副交感神经的调节，并经内脏觉神经传入中枢。肠神经元包括感觉、中间和运动神经元，形成复杂的突触联系。在肠传入神经和传出神经之间是中间神经元，数量很大，组成肠道的神经网络，参与胃肠运动和腺体分泌等功能。

1. 胶质细胞

肠道神经系统具有与中枢神经系统类似的星形胶质细胞，肠道的毛细血管内皮细胞无窗孔，将吞噬细胞限制在肠神经细胞之外，与血脑屏障类似。胶质细胞可以形成髓鞘，让神经信号传导得更快，还可以维持神经细胞环境中的离子和神经递质的适宜浓度，是神经元突触形成、功能维持的重要调节者，并对神经元起营养作用。肠神经系统具有复杂的突触相互作用和高度的整合能力，在结构和生化上，肠胶质细胞与中枢神经的星形胶质细胞非常类似。

2. Cajal 细胞

在肠运动神经元与平滑肌之间是 Cajal 细胞（胃肠间质细胞）连接，它不是神经细胞，而是胃肠道基本电节律的起搏细胞。Cajal 细胞将肌间神经丛与平滑肌的结缔组织隔开，与肌间神经元的轴突形成类似于突触的连接，Cajal 细胞形成很多凸起，与平滑肌细胞距离很近，并形成很多缝隙连接，这些缝隙连接允许小分子物质通过。

3. 离肠神经元

肠神经系统的初级传入神经元位于肠壁内，与一般内脏感觉神经的初级传入神经元位于脑神经节和脊神经节不同，肠神经的初级传入神经元将感觉神经的信息经中间神经元，在肠壁内部传递到运动神经元，而不传递到中枢神经系统，构成完整的反射微环路，不需要外在神经系统的支配，从而自主产生反射。肠神经系统还将信息传递到交感神经节，这个功能由神经元胞体位于肠壁神经节的离肠神经元执行。离肠神经元与交感神经节形成突触，形成肠－肠抑制反射的传入支。

五、内脏感觉神经的特点

·内脏感觉神经除了传导伤害环境下的信息外，还传达正常的生理信号，从而维持内脏正常的生理功能。

·内脏感觉神经元可以对不同的刺激产生反应，例如胃肠道的黏膜感觉神经元可以对轻触和化学刺激均产生反应，胃肠道肌肉层的感受器可以对扩张和牵拉刺激产生反应，也可以对化学刺激有反应。

·肠神经系统相对独立，但中枢神经系统通过内脏感觉神经、交感神经和副交感神经与肠神经系统形成复杂的互动关系，相互影响并产生症状。

第三节　内脏痛

内脏感觉的神经与躯体感觉神经不同，没有形成特异的终末感受器，导致其基本生理特点和解剖特点与躯体感觉神经具有不同的特点。

一、痛觉传导通路

支配内脏的神经主要有迷走神经、交感神经和副交感神经，其中迷走神经中的内脏运动神经在性质上也是副交感神经，相应的感觉神经与它们伴行，因此支配内脏的感觉神经分为两类，分别是与交感神经和副交感神经伴行的内脏感觉神经。习惯上，为了方便理解三种内脏感觉神经到脑干和脊髓的路径，并与运动神经区分，有时也分别称三种内脏感觉神经为迷走神经、内脏神经和盆神经。实际上，这些神经都是混合神经，包含交感神经、副交感神经和内脏传入神经，迷走神经还包含有躯体运动神经。内脏痛觉等感觉信息产生和传递等过程与躯体神经相同，也包括转导、传递、调制和感知的过程，同时也有内脏神经相关的特殊特点。

（一）转　导

内脏的转导信号来源包括化学刺激和机械刺激，由于内脏的部分神经传递的信号不为意识所感受，而不同脏器的生理功能有较大的差异，因此内脏感受器对刺激的感受阈值在不同的部位也有所不同。

1. 化学信息的转导

黏膜内的迷走感觉神经末梢与黏膜固有层联系密切，肠腔内的化学物质（或营养物质）通过贯穿黏膜上皮的通道或者经黏膜上皮的内分泌细胞分泌的各种细胞因子，此外营养物质也可以在固有层内释放与其结合的信使分子，如胆囊收缩素和5-羟色胺等，这些物质和细胞因子可与固有层内的神经末梢结合，在神经纤维内形成神经信号，从而形成信号的转导。其他类型部位的神经末梢，对缺血引起的化学物质的变化、损伤的炎症因子的变化、感染导致的物质变化等化学环境的改变，也可以产生神经信号的转导。

2. 机械刺激信息的转导

内脏的伤害性感受器分为两类，分别是低阈值伤害感受器和高阈值伤害感受器。低阈值的伤害感受器对生理性扩张和引起疼痛的扩张（或伤害性扩张）都有反应，而高阈值的伤害感受器只对引起疼痛的扩张（或伤害性扩张）有反应。高阈值感受器分布在输尿管、肾、肺、心等器官中，刺激后可以产生疼痛等感受；胃肠道和膀胱等具有容积性功能的器官主要为低阈值感受器分布，高阈值感受器相对少。

（二）传　递

内脏痛主要由交感神经中的感觉传导，但气管及食管的疼痛由迷走神经传导至中枢，盆腔脏器如直肠、膀胱三角区、子宫颈等的痛觉由盆神经进入骶髓，迷走神经和盆神经都属于副交感神经。被转导的刺激信号在传入神经传递到脊髓和大脑的过程中，也可分出侧支至椎前神经节，与交感神经元发生联系，形成信息传递的回路。这些信号也可以在肠神经系统内传递，因此信息的传递有三个方向，分别是脊髓、肠神经系统和椎前神经节，主要的神经递质有谷氨酸、降钙素基因相关肽和 P 物质。这些信号经传递到脊髓后角的神经元，即第二级神经元，形成脊髓丘脑束，并在脊髓内向对侧交叉，然后和后索传递至丘脑，与脊髓丘脑束不同，后索的神经纤维在汇聚到脊髓后核之前，在邻近正中线的同侧上升，在这里，弓状神经将信号传输到对侧丘脑。躯体感觉神经与内脏感觉神经共同进入脊髓后角，即所谓的内脏－躯体汇聚，内脏神经所占的比例仅为脊神经的 10%，但内脏感觉神经支配的内脏多、面积大，因此相对躯体感觉神经而言，是一个相对较小的比例，导致内脏感觉神经功能分散，不适感定位模糊。此外，内脏感觉神经也存在脊髓后角汇聚的现象，例如结肠、直肠、膀胱、输尿管、子宫、阴道等内脏感觉神经也在脊髓后角汇聚，导致内脏痛等感觉不局限在病变的器官。盆腔神经的内脏感觉汇聚到脊髓的腰骶段，内脏神经的感觉神经汇聚到脊髓的胸腰段。

（三）调　制

躯体感觉神经的调制主要发生在第二级和第三级神经元，第一感觉神经元的转导很少受到调制。内脏感觉神经的感觉转导依赖离子通道和感觉神经末梢受体的调制，例如三磷酸腺苷作用于神经末梢，可间接增强机械感觉的敏感性，炎症介质也可以调节神经元的功能。各种神经因子也在中枢神经的调制上发挥重要作用。在脊髓后角水平，通过内脏－躯体汇聚和内脏－内脏汇聚，导致内脏疼痛影响到躯体或其他内脏的传递通路，引起相应的感受，即牵涉痛。

（四）感　知

丘脑是躯体和内脏传入信号的汇聚点，并通过丘脑投射到大脑的相应区域，产生相应的内脏痛或不适感。内脏痛与躯体疼痛感知的不同，也与感知表达的生理不同有关。大脑的感觉区域分为第一躯体感觉皮层和第二躯体感觉皮层。第一感觉皮层是躯体感觉纤维投射的终止区域，感受躯体感觉，包括痛觉、温觉和触觉，定位明确，分工精细，形成人形的投射区；第二感觉皮层接受内脏感觉的投射，但对内脏疼痛的辨识能力不足，内脏痛在岛叶和前扣带回皮质也有投射，使内脏痛带有更多情绪成分。与疼痛有关的影响情感和情绪的内脏活动是由于激活了疼痛矩阵[2]，它包括丘脑、主要和次要躯体感觉皮质、岛叶皮质、前额叶皮质、前扣带回皮质、辅助运动区、后顶叶皮质、中脑导水管周围灰质、杏仁核及小脑。与躯体感觉相比，内脏痛可引发更强的自主神经反应[3]。内脏痛感知复杂，目前的研究也没有完全揭示其具体的机制，不过对于腹痛的临床诊断而言，了解其大体特征即有帮助。

二、内脏痛的特点和类别

由于内脏传入神经在传递内脏疼痛信号的过程中，不断与其他神经元形成联系，使神经信号传导分散，并且疼痛的转导、调制和感知过程与躯体疼痛也不同，因此内脏痛有其自身的特征[4]。

·不是所有的脏器都可引起内脏痛，原因是有的脏器缺乏相应的感受器和伤害刺激。

·并不总与伤害性刺激有关，因此内脏痛具有非解剖性和功能性的特点。

·通常引起躯体的牵涉痛，与内脏感觉神经和躯体感觉神经在脊髓后角的内脏－躯体汇聚有关。

·感觉具有弥散性、非局限性的特点，与内脏感觉神经在脊髓后角的内脏汇聚特点相关。

·通常具有自主神经的反应，这种自主神经的反应是躯体的一种预警形式。

根据传导神经的不同分为由内脏感觉神经传递的真性内脏痛、由躯体感觉神经传递的类似内脏痛（假性内脏痛），以及远隔部位产生类似躯体疼痛的内脏牵涉痛。

第四节　牵涉痛

由于脊髓后角的各种神经汇聚，包括内脏－躯体汇聚、内脏－内脏汇聚及躯体－躯体汇聚，脊髓后角将各种感觉联系起来，身体局部的疼痛感觉并非病变部位，而是由于以上神经支配关系联系在一起的部位或脏器，这种现象称为牵涉痛。牵涉痛的部位与病变器官来源于同一体节，为同一节段的神经纤维分布，在胚胎学来源于同一胚胎节段或皮节区域，因此又称皮节规律（图1－2）。牵涉痛可分为躯体性牵涉痛和内脏性牵涉痛，其解剖学基础为皮节规律。

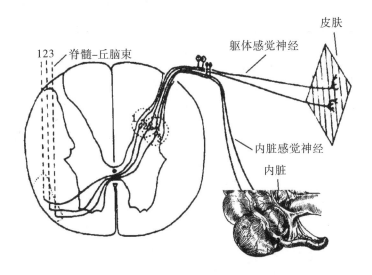

图 1 - 2　内脏－躯体汇聚的传导路径

一、牵涉痛的原理

牵涉痛的解剖基础是，不同脏器或组织的感觉神经汇聚到脊髓后角的同一部位，或者由同一感觉神经支配。其具体原理仍不明确，主要包括以下学说。

1. 集中－投射学说

这种学说认为，内脏的感觉和躯体的感觉传导到脊髓、丘脑和大脑皮质的同一神经元，由于两方面信息投射到同一部位，因此称为汇聚现象。这种情况下，中枢神经系统无法分清是内脏传导的信息还是躯体传导的信息，使相应的躯体部位虽然没有病理学改变也可能产生疼痛感受。

2. 集中－易化学说

该学说认为，内脏病变的感觉信号传递到脊髓后角，引起脊髓后角产生局部兴奋，这种兴奋使同一节段的躯体感觉神经信号刺激阈值降低，使得正常的躯体感觉信号也可能引起疼痛的感受。

3. 躯体－交感神经反射学说

该学说认为，内脏感觉经内脏感觉神经的交感神经传入纤维传递到脊髓，产生兴奋，然后由交感神经的传出神经传出信号，使相应躯体局部皮肤血管发生变化，早期的动物实验观察到牵涉痛区域血浆渗出增加[5]，从而产生疼痛。

4. 轴分支学说

该学说认为，传入神经分别有分支分布于内脏和躯体，形成内脏与躯体的牵涉关系。

5. 闸门控制学说

该学说认为，脊髓和三叉神经脊束核存在闸门神经元，其功能是决定哪些传入、传出神经元的开关发挥，从而产生相应的传入和传出信息，当内脏的信号传递到闸门神经元，闸门神经元使躯体感觉神经元的信号发生易化，正常的躯体信号被放大而产生相应的躯体疼痛。

以上学说都可以解释一部分的临床现象，其中集中－投射学说较为被接受，可以解释更多的临床问题。虽然原理不明确，但牵涉痛的现象是客观存在的，是理解疼痛的基础。

二、躯体性牵涉痛

由于受同一脊神经的感觉神经支配，一个部位的创伤或病变可以引起另一个部位的疼痛，例如：由于由同一躯体感觉神经支配，股部或小腿肌肉触痛点可以引起膝部的疼痛[6]。在同一皮节区域，靠近脊髓的躯体损伤或病变，可以引起远离脊髓部位的躯体疼痛或痛觉过敏，还可能引起同一皮节区域的躯体血管收缩等自主神经反应。

三、内脏性牵涉痛

内脏病变的疼痛分为两种类型，即类似内脏痛和真性内脏痛。这两种类型均可形成牵涉痛。

（一）类似内脏痛

当体腔的壁层，例如腹壁、胸膜腔壁层、膈顶腹膜受到刺激，产生疼痛信号，由于这些解剖结构为躯体感觉神经传导，信号经躯体感觉神经传递至脊髓，但患者的疼痛以体表的皮肤最为强烈。这种疼痛感觉来源于脊髓后角的同一躯体感觉神经分支在体壁内外产生的牵涉痛现象，称为类似内脏痛。需要强调指出，类似内脏痛是由躯体感觉神经支配，而不是由内脏感觉神经支配，本质上属于躯体性疼痛，准确的含义是牵涉性体壁疼痛。由于躯体性牵涉痛主要由体表疾病和创伤引起，而类似内脏痛一般由腹腔、胸腔内脏器病变刺激引起，所以习惯上将类似内脏痛与其他类型的内脏痛一起讨论。类似内脏痛现象还有：膈神经的躯体感觉神经分布于膈的中央部、心包和一部分的胆管系统，这些部位的刺激，常引起肩部和颈部的牵涉痛；下6对肋间神经分布于前腹壁和膈的边缘，膈边缘的刺激可引起前腹部的牵涉痛。

（二）真性内脏痛

真性内脏痛是由内脏感觉神经传递的疼痛，在临床表现上可出现非牵涉痛和牵涉痛两种情况。在非牵涉痛的情况下，内脏痛是一种弥散、定位模糊而感到是器官本身的疼痛，例如月经痛、分娩痛、肠绞痛和膀胱过度充盈引起的疼痛。但多数情况下内脏痛表现为胸腹部中线部位的疼痛，疼痛有大概的区域，但是无法准确定位，通常被患者描述为模糊的、难以辨别的感觉，有时可表现为压迫或窒息感、不适感、压抑感等；伴有自主神经的症状，表现为恶心、呕吐、面色苍白、出汗、心率改变、排尿频率改变等；有时也伴有强烈的情绪反应，如焦虑、苦恼和濒死感等。真性内脏痛的疼痛部位通常在下胸部或上腹部，包括心脏、食管、胃、胆囊、胰腺等器官，这些脏器具有类似的内脏躯体汇聚现象，因此不同的病变部位疼痛出现区域基本相同，没有器官特异性。由于人体感受的差异，以及疼痛程度信号性质和强度的差异，真性内脏痛不一定都出现在病变的过程中，一旦出现，持续时间从几分钟到几小时不等。

（三）内脏躯体牵涉痛

牵涉性内脏痛是由于内脏感觉神经与躯体感觉神经在脊髓后角的内脏－躯体汇聚关系所引起，符合皮节规律，即一个内脏的病变，表现为与之对应的躯体感觉神经支配区域的疼痛。例如：急性阑尾炎的牵涉痛区域在脐周，肾结石时腹股沟的疼痛也属于牵涉痛。根据有无体表区域的痛觉过敏，内脏躯体牵涉痛可分为两个类型。

1. 无痛觉过敏的内脏躯体牵涉痛

由于内脏感觉神经传入支和躯体感觉神经传出支在脊髓后角形成内脏－躯体汇聚的特点，内脏病变的患者发生与内脏进入脊髓的躯体神经支配区域的疼痛，称为牵涉痛。牵涉痛比真性内脏痛感受更加明确，疼痛性质更加尖锐，部位更加局限。通常为痉挛、紧张、酸痛，不伴随情绪反应，但可能会出现一些自主神经系统的体征。

2. 有痛觉过敏的内脏躯体牵涉痛

在牵涉痛的持续过程中，躯体疼痛区域的组织出现痛觉过敏，额外的刺激如按压等会引起疼痛症状。痛觉过敏由躯体体表的深部向皮肤传播，首先出现于肌肉、皮下组织，最后出现于皮肤。而痛觉过敏的消退过程即相反，从皮肤开始，然后逐渐向深部消退，有时肌肉在很长的一段时间内会残留一定程度的痛觉过敏。牵涉痛的痛觉过敏是一种躯体神经感觉的外周敏化的结果，有可能发展为神经病理性疼痛。

（四）内脏牵涉痛

由于内脏传出神经具有内脏－内脏汇聚的特点，当内脏痛持续存在，两个在脊髓后角重叠进入或部分重叠的器官都可能出现疼痛，当两个器官都发生病变时，相互之间的疼痛感受会增强，例如冠心病合并胆囊结石的患者，心绞痛和胆绞痛的发作频率增加，当有效控制其中一个器官时，例如切除胆囊，心绞痛发作频率减少。这种内脏－内脏牵涉痛也可能存在痛觉过敏现象，是以内脏为基础的一种脊髓水平的中枢敏化机制，是中枢调制的结果。

内脏疼痛的发展过程，以及在这个过程中出现不同类别的牵涉痛，都可以得到神经学的解释：真性内脏痛是内脏感觉神经单纯的信号转导和感受过程，无痛觉过敏的内脏躯体牵涉痛是感觉神经脊髓后角内脏－躯体汇聚的结果，有痛觉过敏的内脏躯体牵涉痛是内脏－躯体聚集的相互影响，使相应的体表区域痛觉感受性增高的结果，而内脏牵涉痛是内脏感觉神经内脏－内脏汇聚的结果。除了以上常见的牵涉痛，临床甚至观察到髂腹下神经、髂腹股沟神经损伤引起膀胱牵涉痛的情况[7]，从原理上看这种牵涉痛应该属于"躯体－内脏牵涉痛"，说明躯体症状对内脏的影响也存在神经学的基础。持续的内脏痛可以引起内脏的痛觉过敏[8]，这种内脏痛觉过敏实际上与神经病理性疼痛类似（见后文），属于"内脏的神经病理性疼痛"。牵涉痛原理是疼痛诊断的重要依据，尤其是内脏躯体牵涉痛，在腹痛的诊断上是重要的思维基础。

第五节　神经病理性疼痛

前面提到的躯体性疼痛和内脏痛都因为明确或潜在的伤害引起，属于

"生理性"疼痛，疼痛也可能由一些不足以引起伤害的刺激引起，甚至自发出现，这是另外一种不同性质的疼痛，称为神经病理性疼痛。国际疼痛研究学会曾将神经病理性疼痛定义为：神经系统原发性损伤或功能异常所诱发或诱导的疼痛。因这个定义缺乏准确性，国际疼痛研究学会神经病理性疼痛专业组将定义修订为：创伤或疾病累及躯体感觉系统后直接导致的疼痛。这个定义强调的是神经系统的直接损伤引起的疼痛，是神经本身的病变[9]，而不是组织(非神经系统以外的组织)损伤引起的疼痛。神经病理性疼痛由一系列特异性的症状组成，病因复杂，包括机械损伤、代谢性或营养性因素、病毒感染、神经毒素、缺血性改变、神经递质改变等。神经病理性疼痛的原理是由于周围神经或中枢神经的信号传导敏感性改变引起[10]，引起这个改变的因素包括神经的结构和功能发生改变，也称为神经的可塑性，实际上是神经信号转导的病理状态。各种炎症细胞和炎症因子对神经病理性疼痛的作用也不可忽视。

一、外周机制

外周神经的神经病理性疼痛包括外周神经敏化、神经轴突出芽以及营养因素等多方面的机制。

(一)外周敏化

外周神经敏化是指外周传入神经元对刺激的敏感性增加，包括感觉敏感性增加和反应性增加两个方面，还可以进一步出现异位放电及假突触传导，这种病理性转导机制的改变，是引起神经病理性疼痛的原因之一。

1. 自体敏化与异体敏化

感觉敏感性增加的机制是自体敏化，伤害性感受器对强烈和(或)持久的刺激敏感性增加，主要是这些神经所表达的受体发生了改变，包括表型改变、分布改变和功能改变。反应性增加的机制是异体敏化，表现为神经元的细胞膜对刺激的反应性增加从而放大疼痛信号。

自体敏化和异体敏化都属于疼痛信号产生的转导环节，往往可以同时出现离子通道的改变和细胞介质变化。外周神经损伤后，神经元或神经损伤后形成的神经瘤上离子通道的数目和位置也发生变化。损伤后神经膜去极化的阈值降低，低于疼痛的刺激，甚至没有刺激，也可能诱发神经的去极化，导致疼痛信号的产生，在此过程中 Na^+ 通道和 Ca^{2+} 通道的变化起到了重要的作用；外周神经损伤后，受损的细胞和炎性细胞释放出一些细胞介质，如去甲肾上腺素、缓激肽、组胺、前列腺素、5－羟色胺、神经肽等，这些物质可以使伤害感受器发生敏感性改变，放大传入神经信号。

2. 异位放电

没有刺激的情况下，神经元细胞膜产生疼痛信号的自发放电的现象称为异位放电。神经损伤后还可能出现神经元细胞膜的自发放电和异位电活动，并传入大脑感觉中枢，是产生神经病理性疼痛的原因之一[11]。在某些疾病中，由于血供不足而引起神经脱髓鞘也可以引起神经纤维的异位放电。异位放电对于神经损伤后的痛觉过敏、异常疼痛和持续疼痛的发展是重要的因素。

3. 假突触传导

正常情况下，毗邻的神经纤维之间是相互孤立的。当存在持续的神经活动或神经损伤时，相邻的受损伤神经之间或者未损伤神经之间，可以出现化学介导的电连接，这种传导是一种假突触传导，可以引起平时"沉默"的伤害感受器被非疼痛刺激所激活，引起疼痛的感受。

（二）外周神经侧支出芽

当外周神经损伤或组织损伤后，机体力图恢复正常的神经支配，外周神经的轴突向无神经支配的区域进行侧支出芽，皮肤细胞分泌的神经生长因子（NGF）可以促进出芽的过程。这种出芽与疼痛的程度无直接相关性，理论上被敏化的外周神经可能会产生病理性出芽，但实际的情况与其机制的关系仍不清楚。损伤区域的 NGF 升高，促进损伤神经的生长，但对于这个损伤区域的未损伤神经而言，NGF 的浓度是过高的，可能引起正常神经的反应性改变；此外，脊神经对躯体的支配存在重叠现象。一个脊神经支配区域损伤的信号，可以影响到相邻的脊神经，引起其支配区域也分泌较高浓度的 NGF，对未损伤的区域神经也会造成影响。在神经病理性疼痛的发生发展机制中，在背根神经节中的卫星胶质细胞与感觉神经元同样是通过缝隙连接、离子通道、神经递质及趋化因子等生物学途径来诱导和维持疼痛的发生发展[12]。这些因素都可能造成损伤区域的未损伤躯体感觉神经、未损伤区域的躯体感觉神经产生相应的变化。

（三）交感神经维持性疼痛

在临床实践中，可以见到有些神经病理性疼痛在阻滞交感神经的情况下可以显著缓解，有些疼痛也伴有明显的交感神经激活的全身表现，这类神经病理性疼痛一般都是复杂和长病程病例。躯体感觉神经与交感神经如何偶联，从而引起神经传导的互动，仍然不清楚。人们习惯认为交感神经等内脏神经只是支配内脏，实际上在躯体上也有内脏神经分布，如支配动脉的内脏神经可以控制血管的舒张和收缩，而内脏神经与躯体神经也存在内脏－躯体汇聚的情况。因此，交感神经和躯体感觉神经之间可以在细胞因子和脊柱水平都存在偶联的可能，可能的机制包括直接的化学偶联、假突触传导作用、躯体感觉神经的敏化导致交感神经的敏化及脊髓背根神经节中的偶联。

虽然外周敏化的机制存在很多不清晰的环节，有待更深入的研究，但从以上已经观察到的外周敏化的情况看，仍然可以理清其概括性的过程，对临床思维有一定的参考意义。外周敏化首先从躯体感觉神经的自体敏化和异体敏化开始，引起损伤神经自身受体和离子通道的改变，损伤组织局部的炎症因子对神经也产生直接的影响。组织损伤的修复过程中，躯体神经也在修复，神经的修复以轴突出芽的形式进行，在全身和局部不利因素的作用下，也可以产生神经修复的异常，这种神经修复的异常可以认为是神经病理性疼痛的器质性病变；此外，有的神经病理性疼痛可能产生躯体感觉神经与交感神经的偶联，导致更复杂的改变。

二、中枢机制

神经病理性疼痛的外周机制只是疼痛的一个环节，也就是有刺激转化为神经信号的转导机制异常，疼痛还包括传导、调制和感知的环节。调制和感知属于中枢神经系统的问题，表现为中枢敏化和中枢去抑制，是神经病理性疼痛的中枢机制。中枢敏化是外周神经的损伤信号、缓激肽与各种神经递质的释放，导致脊髓水平的中枢感受性神经元出现异常的高反应性，中枢去抑制是指对神经传递通路的信号抑制机制减弱或消失，引起中枢神经元的异常兴奋。

（一）中枢敏化

中枢敏化包括大脑皮质、丘脑和脊髓，但目前的研究主要在于脊髓后角的变化上，中枢敏化机制与外周敏化有相似之处，包括细胞因子（神经递质）的变化、离子的变化，以及类似于外周神经轴突出芽的结构性变化。鉴于中枢神经系统的解剖特点，中枢敏化也有其特殊之处。

1. **突触前机制与突触后机制**

躯体感觉神经将信号传导到脊髓，与脊髓后角的神经元形成突触连接，因此突触前后的神经递质和受体的改变，成为中枢敏化的重要机制之一。与之相关的是缓激肽和神经递质，缓激肽包括神经肽 P 物质和神经肽 A；神经递质包括谷氨酸、降钙素、基因相关肽及 γ－氨基丁酸（GABA）。这些物质与神经受体的持续结合激活 N－甲基－D－天冬氨酸受体（NM-DA），并通过 N－钙离子通道，引起钙离子内流，这也是中枢敏化的重要机制之一，NMDA 受体的拮抗，也可以减轻神经病理性疼痛。钙离子的内流，引起脊髓背角神经元一系列生物化学反应，导致神经激活阈值降低，对刺激的反应性增加，神经元的感受面积扩大，导致脊髓神经元兴奋性和敏感性增加。除了钙离子内流外，还有其他不同的机制也逐渐成为研究的热点，例如只有在损伤的情况下才出现神经肽 Y 等。

2. **神经纤维的出芽**

躯体感觉神经损伤后，可能存在向下一级的神经纤维方向出芽，形成更多的突触连接，导致神经病理性疼痛，但目前这一机制仍然缺乏令人信服的证据。

（二）脊髓水平以上的敏化机制

组织损伤的信号，经躯体感觉神经的转导，经过传递和调制最终到达大脑而被感知。从脊髓到大脑皮质，是否也存在一系列的过程还不清楚。大脑皮层、丘脑和导水管周围的信号汇集到延脑头端的腹内侧核，并通过同侧后索通路，向脊髓后角发出抑制性或激动性信号。这个通路就是下行性调节，可以影响神经病理性疼痛脊髓背角的敏化机制。抑制性中间神经元也是重要的敏化机制之一，神经损伤后，抑制性受体表达降低，去抑制机制出现，导致感觉敏化。脊髓水平以上的敏化机制与众多的神经递质和受体有关，这些神经递质和受体也是药理学重要的研究靶点。

（三）大　脑

伤害性感受信号，经过脊髓、脑干、间脑，还有下丘脑的边缘系统、杏仁核、中隔核及其他部位，大脑皮质是伤害的最终感受部位。许多伤害性感受都存在认知和情感的成分，与边缘系统、丘脑和新皮质有关。许多中枢的结构也参与了下行控制系统，包括新皮质、边缘系统等。大脑对神经病理性疼痛的意义还有很多的环节并不清楚，有待进一步的研究。

中枢敏化的机制属于疼痛的调制机制，其具体的机制仍不明确，存在很多需要研究的问题，但并不妨碍临床对神经病理性疼痛临床特点的理解。

（四）神经病理性疼痛与伤害性疼痛的不同

伤害性疼痛是躯体对伤害刺激的反应，可以认为是一种正常的生理现象，有利于机体躲避伤害，而神经病理性疼痛是一种"病理"状态，是神经系统的慢性功能和结构的改变。周围神经的慢性损伤，可由中枢敏化和外周敏化等机制转变为神经病理性疼痛[13]。

1. 病因与持续时间不同

伤害性疼痛是对具体伤害的直接反应。伤害结束后，疼痛即终止。神经病理性疼痛是神经元或神经系统受到伤害和炎症的结果，形成了慢性的神经元功能和结构改变，疼痛持续时间长达数月或数年，甚至长期慢性疼痛，而且无须伤害性的刺激即可诱发疼痛。一旦疼痛诱发，在无伤害性因素的情况下可持续很长的时间。

2. 病理生理机制不同

伤害性疼痛由躯体感觉神经中的 Aδ 神经和 C 神经传导，Aδ 神经属于有髓的粗纤维，传导迅速，疼痛定位准确，而 C 神经属于无髓的细纤维，信号传导速度慢，感觉定位模糊弥散。这两类神经纤维可传递热、冷、化学、炎症及机械性刺激。神经病理性疼痛由 Aβ 神经传导，再经外周和中枢敏化机制产生神经病理性疼痛。正常情况下 Aβ 神经传导的是轻触觉，一般不参与疼痛信号的转导和传递。

需要指出的是：目前的神经病理性疼痛通常是指躯体感觉神经异常引起的病理性疼痛，但内脏感觉神经也可发生原理相同的异常改变，引起神经病理性疼痛，如癌痛和慢性胰腺炎引起的疼痛也包括神经病理性疼痛的成分。

第六节　癌　痛

如果从疼痛学原理来看，癌痛并非一种独立的疼痛类型，但由于癌症的特殊原因，癌痛也有其特有的特点，常被单独看待。癌痛是一种肿瘤相关性疼痛，是肿瘤对疼痛敏感结构的浸润而导致的疼痛，例如浸润骨、软骨、神经、内脏、血管等，主要包括躯体伤害性疼痛、内脏痛和神经病理性疼痛[14]。

一、躯体性疼痛

躯体性疼痛常见于骨转移，骨转移的特点是新骨形成和骨破坏同时发生。前列腺素对疼痛感受器有敏化作用，可产生痛觉过敏和疼痛。抑制前列腺素的合成和抑制破骨细胞的活性，可以通过抑制前列腺素的敏化作用而发挥止痛作用，同时也可以抑制肿瘤的生长。

二、内脏痛

肿瘤压迫脏器、扩张刺激脏器的包膜等机械性刺激或化学性刺激，可以引起内脏痛，同时可以引起牵涉痛。口服药物是通常的治疗手段，κ-阿片受体激动剂是治疗内脏痛的有效药物，另外也可通过麻醉剂和外科手术治疗内脏痛。

三、神经病理性疼痛

癌痛和肿瘤引起的各种组织破坏和炎症，可以引起感觉神经外周敏化和中枢敏化，导致神经病理性疼痛的发生。化疗也可能导致周围神经损伤，也是神经病理性疼痛的原因之一。

癌痛除了可以使用各种治疗疼痛的治疗方法外，有时姑息性化疗可减轻癌细胞的破坏和分泌作用，也可以减轻癌痛的程度。

第七节　疼痛与心理学因素

疾病或损伤产生的不适症状是客观存在的，但从心理学的角度看来，躯体症状实际上是一种"感受"，和个体的体验有关。症状或不适的生物学意义是预警，让生物做出脱离不利环境的行动，对有意识的人类来说，症状也是提醒和逃避，提醒患者去寻求诊治、帮助或安慰。著名心理学家武志红指出：中国的男性老人多数是以眼花和耳聋为老化首先出现的症状，可能与中国夫妻关系中妻子的角色有关，眼花而耳聋是一种逃避的心理效应，临床观察也发现慢性背痛与情感和心理因素有关[15]。因此任何症状，既有生物学成分，也有心理学成分，疾病除了病理生理学，也有病理心理学成分。心理也可以致病，症状与心理的关系：任何躯体症状的产生都不是纯生物的，与认知、情感、个性等心理因素有密切关系，具有以下特点。

一、躯体症状是躯体组织或器官对外界环境的诉求

人类是具有价值观和道德的物种，人类表达诉求的主要方式是语言和情感，但是一些与自身价值观和道德产生冲突的诉求，往往以其他方式表达出来，这种方式就是"病理心理学"。通过某器官功能的病理变化作为表达诉求的主要途径，称为述情障碍。这种述情障碍不为主观意识所感受到，而是无意识地将自己的躯体功能障碍作为获得实际利益的筹码，这种情况被称为继发获益。

二、躯体症状是缓解内心冲突的重要途径

当个体不能意识到自己深层的内心冲突，就会在潜意识的层面转化为躯体的症状，内心的冲突以躯体症状的方式表达出来，可以缓解内心的冲突。这种躯体症状的表达形式可以不威胁个体的自我形象，保护个体精神免于崩溃，也可以认为是心理学的保护机制之一，同时还可以在潜意识的水平抗议现实的生活压力。儿童或青少年的焦虑、抑郁、被欺负、不愉快等，往往表现为腹痛[16]，就是一种缓解内心冲突的表现。

三、躯体症状就是情绪本身

焦虑可以使生物体保持必要的警戒性，例如疼痛提示需要增强自我防卫，因此躯体症状本身具有生物学的意义，躯体症状本身就是情绪的表达方式。

四、躯体症状是个体对躯体感受的负性解读

各种感受同时存在，通过认知的作用，如机体作正性解读，即为机体潜意识所接受，如作负性解读，即为被排斥的感受，可能转化为躯体症状的形式表达出来。

五、躯体症状是学习模仿的结果

暗示和自我暗示是人体的心理特性，人类5~7岁时暗示性最高，女

性暗示性高于男性。在暗示或自我暗示的情况下，个体可以再现以往的症状或复制别人的症状。暗示性的躯体症状不是提示器官的病理损害，而是异常的暗示本身。

因此心理学的症状与一般的症状不同点是：痛苦的躯体症状，更加强调患者对这些症状的反应、异常想法、感觉和行为。从心理学或心身医学的角度看，一个症状包括以下成分：生物性的症状、情绪性的症状、认知性的症状和想象性的症状。而情绪性的症状也分为抑郁性和焦虑性两种情况，抑郁主要是器官功能的弱化，如饱胀感、乏力感等，焦虑是指器官功能的激惹，如尿频、肠易激综合征等。对一个症状的分析和认识，需要从这四个角度来进行，因此现代围手术期疼痛的管理也强调心理成分[17]。与腹痛有关的心理障碍称为躯体症状及相关障碍，诊断是基于阳性的症状和体征而做出的。也有其不同于其他学科的诊断标准，将在后面的章节中介绍。

第八节　脑－肠互动异常与腹痛

胃肠道具有相对独立的神经网络，其神经元数量与中枢神经系统相当，因此又称肠脑，具有相对独立的功能，中枢神经系统与胃肠神经系统的互动共同完成胃肠道的生理功能，胃肠道和脑之间的双向信号网络系统对于维持机体内环境稳态和调节神经系统（包括中枢神经和肠神经）、激素和免疫水平是非常重要的，影响这些系统将引起应激行为反应的改变[18]，形成消化系统区别于其他系统的特殊病理生理特点和症状特点。

一、脑－肠轴

中枢神经系统对感觉的感受、精神心理因素、情感认知与肠道的运动、对信号的感知等形成复杂的相互影响关系，这一联系胃肠道与中枢神经系统的神经内分泌网络称为脑－肠轴。以脑－肠轴的互动为基础，以生物－社会－心理医学模式为指导思想，以腹痛、腹胀、消化道功能异常为研究对象的疾病为功能性胃肠病。

二、功能性胃肠病的诊断

功能性胃肠病以症状为主要的考虑因素，以罗马委员会制定的"罗马

Ⅳ"为诊断依据，综合患者的早期生活事件、社会因素、生理学特征，排除器质性病变而做出诊断。

三、功能性胃肠病的腹痛的本质

功能性胃肠病的腹痛带有心理学的成分，但并不等同于完全心理因素引起的腹痛，功能性胃肠病虽然没有病理解剖学上改变的器质因素，但是胃肠道的感觉异常、动力学异常、神经内分泌异常、早期生活事件导致大脑发育异常和处理相应内脏信号异常等因素仍然是具备器质性异常的基础。在这个异常的基础上，导致一些生理性的信号被神经传递通路调制或被大脑感知为疼痛，在本质上也是一种内脏痛，也可能在内脏疼痛敏感基础上出现较为顽固的内脏痛，这种疼痛与躯体感觉神经的神经病理性疼痛原理类似，可以认为是内脏的神经病理性疼痛。

第九节　腹痛的种类

腹痛，顾名思义就是腹部的疼痛。按照疼痛的机制和性质看，疼痛可以分为四类，分别是躯体伤害性疼痛、内脏痛、神经病理性疼痛、心理因素相关的疼痛。从患者的感受角度看，疼痛又可以分为痛感觉和痛反应两方面。痛感觉是疼痛刺激在患者的主观意识上产生疼痛的感觉，这种感觉往往伴随其他感受的成分，是一种复合的感觉，各种类型的疼痛也可以相互影响和促进，例如在炎症性肠病中，可以导致中枢敏化神经病理性疼痛，此外心理因素也可以使疼痛感受明显加重[19]。痛反应是疼痛时出现的躯体、内脏的活动变化，或者情感和心理上的改变。由于学科发展，医学专业细分越来越明显，导致知识的条块分割，也导致疼痛知识分散在各个专科里，各有各自理解问题的角度。这种学科发展的特点，导致在对疼痛的认识上按照疼痛的疾病名称或一些疼痛综合征的名称来分类，显得杂乱，不利于对疼痛本质的理解，也就不利于诊断。对于腹痛的诊断，笔者主张按照腹痛的疼痛机制分为五类，有利于从科学思维的角度进行诊治。

一、腹痛的分类

1. 躯体伤害性腹痛

腹部外伤无疑是腹部的躯体伤害性疼痛或躯体性疼痛，此外神经或神经根被压迫引起的腹痛、化学性腹膜炎、腹壁肌筋膜炎等，也属于躯体伤害性疼痛。神经压迫引起的腹痛包括脊神经根压迫引起相应支配区域的疼痛、腹壁神经的走行过程中被压迫引起腹痛等。

2. 内脏痛

各种腹壁脏器疾病，甚至胸部疾病，也可能引起腹部的内脏痛，例如：心肌梗死有时以上腹部疼痛为首发表现，类似于胃炎。功能性胃肠病相关的腹痛，是一种以脑－肠轴互动异常为基础的内脏痛，往往也具有心理因素的成分。

3. 神经病理性疼痛

神经病理性疼痛主要见于各种复杂的区域疼痛综合征，腹壁也可见神经病理性疼痛，例如：带状疱疹后遗症引起的神经病理性疼痛、腹股沟疝术后腹股沟区的神经病理性疼痛、长期慢性腹痛发展而来的神经病理性疼痛、癌痛等。

4. 心理因素相关的腹痛

由于长期的忽略，心理因素相关的腹痛未被重视，实际上并不少见，功能性腹痛很多具有心理因素的成分。心理因素相关的腹痛以女性为多见，如被性侵史可以发展成为心理因素相关的腹痛，有癌症家族史的人群也有心理因素相关的腹痛情况发生。腹痛也可能对心理产生影响，尤其是多部位疼痛、神经病理性疼痛[20]，可以使患者产生焦虑和抑郁等心理异常。

5. 功能性胃肠病相关的腹痛

功能性胃肠病相关的腹痛，是一种以脑－肠轴互动异常为基础的内脏痛，具有复杂和特殊的病理生理机制，往往也具有心理因素的成分。

二、腹痛的诊断

最初级的诊断是根据疾病的症状和体征特点套用某一诊断，属于经验性诊断，往往容易误诊。腹痛的诊断，无论是慢性还是急性，应该根据疾病的特点和神经支配的特点综合考虑，相互印证。

1. 躯体伤害性疼痛

对于腹部外伤如刀刺伤等，伤害部位明了，诊断并不困难。对于腹壁的慢性疼痛，往往与腹壁的神经有密切关系，需要根据腹壁的神经支配规律，结合疾病的临床特点综合考虑。

2. 内脏痛

内脏痛的特点是定位模糊，当没有累及腹壁之前，很难说出腹痛的部位，但胃肠道在胚胎学的角度分为三个节段，即前肠、中肠和后肠。神经支配有固定的皮节规律，内脏痛的模糊定位也还是有明显的规律的，并且由于脊髓后角的内脏－躯体聚集的关系，也会出现腹壁的牵涉痛。

3. 神经病理性疼痛与心理因素相关的腹痛

超出客观生物医学规律的腹痛，并伴有"夸张"的表现，往往是神经病理性疼痛；心理因素相关的腹痛，有的伴有心理上的其他问题，患者往往求助医生以寻求对腹痛的"合理解释"或坚定认为自己患有导致腹痛的疾病，但一些"隐蔽"的心理问题，可能被患者的意识所隐藏起来或"遗忘"，患者本人也无法想起具体的问题，这种情况有时需要用到心理学的特殊工具——催眠术。

（李 亮 张常华 洪楚原 刘 铮）

参考文献

[1] Susan Standring. 徐群渊，译. 格氏解剖学[M]. 39 版. 北京：北京大学医学出版社，2008：282－283.

[2] Waxman SG. 张刚利，吉宏明，陈胜利，译. 临床神经解剖学[M]. 28 版. 南京：江苏凤凰科学技术出版社，2018：203.

[3] Drossman DA. 方秀才，侯晓华，译. 罗马Ⅳ：功能性胃肠病——脑－肠互动异常[M]. 北京：科学出版社，2016：41－42.

[4] Baranidharan G, Simpson KH, Dhandapani K. Spinal cord stimulation for visceral pain—a novel approach[J]. Neuromodulation, 2014, 17(8): 753－758.

[5] 张立丰，张励才，曾因明. 胆囊区牵涉痛的定位[J]. 中国疼痛医学杂志，2002，9(1)：19－22.

[6] 黄强民. 牵涉膝关节周围疼痛的下肢肌疼痛触发点诊断和治疗的要点分析[J]. 中国临床医师杂志(电子版)，2009，3(4)：665－670.

[7] Hawksworth DJ, Dellon AL, Herati AS. Ilioinguinal and iliohypogastric neuralgia as an etiology of bladder pain syndrome[J]. Urol Case Rep, 2019, 28: 101056.

［8］ 雷卫平，孙建良. 慢性内脏痛及其信号转导通路的研究进展［J］. 国际麻醉学与复苏杂志，2015，36(7)：661－664.

［9］ 高崇荣. 关于疼痛定义的商榷［J］. 中国疼痛医学杂志，2017，23(1)：23－24.

［10］ Holmes SA, Barakat N, Bhasin M, et al. Biological and behavioral markers of pain following nerve injury in humans［J］. Neurobiol Pain, 2019, 7: 100038.

［11］ 李永丰，任维. 外周神经压迫性损伤引起损伤区自发放电的研究概述［J］. 中国疼痛医学杂志，2018，24(12)：932－937.

［12］ 王先斌，李力燕. 在神经病理性疼痛中卫星胶质细胞与神经元间的相互作用［J］. 中国组织工程研究，2019，23(11)：1788－1793.

［13］ Stubhaug A. Why are some patients with chronic pain from anterior abdominal nerve entrapment syndrome (ACNES) refractory to peripheral treatment with neurectomy? ［J］. Scandinavian Journal of Pain, 2017, 14: 80－81.

［14］ 张宏艳，李小梅，梁军，等. 癌症症状学：评测、机制和管理［M］. 北京：人民卫生出版社，2019：17－28.

［15］ Ouchi K, Watanabe M, Tomiyama C, et al. Emotional Effects on Factors Associated with Chronic Low Back Pain［J］. J Pain Res, 2019, 12: 3343－3353.

［16］ Ayonrinde OT, Ayonrinde OA, Adams LA, et al. The relationship between abdominal pain and emotional wellbeing in children and adolescents in the Raine Study［J］. Sci Rep, 2020, 10(1): 1646.

［17］ Small C, Laycock H. Acute postoperative pain management［J］. Br J Surg, 2020, 107(2): e70－e80.

［18］ 张弘弘，孙艳，徐广银. 慢性内脏痛的病理机制研究和临床治疗新进展［J］. 中国疼痛医学杂志，2017，23(1)：2－20.

［19］ Falling C, Stebbings S, Baxter GD, et al. Central hypersensitivity—A model for persistent musculoskeletal pain in inflammatory bowel diseases ［J］. Med Hypotheses, 2019, 129: 109243.

［20］ Kosuke K, Alison TK, Peter W, et al. Adverse impacts of chronic pain on health-related quality of life, work productivity, depression and anxiety in a community-based study［J］. Family Practice, 2017, 34(6): 656－661.

第二章 急性腹痛的诊断

急性腹痛基本上都属于伤害性疼痛，从疼痛的性质看，主要包括躯体伤害性疼痛和内脏痛，主要由腹壁和腹腔内脏器的病变或外伤引起，但有时也会由腹部以外的疾病或全身性疾病引起，如胸部疾病引起的腹痛，属于牵涉痛。如果根据目前的专科疾病分类，引起急性腹痛的疾病主要包括外科疾病、内科疾病、妇科疾病、泌尿外科疾病等。

第一节 急性腹痛的特点

从皮肤到腹腔内脏的病变或外伤都可引起急性腹痛，急性腹痛相关的腹壁疾病是单纯的躯体伤害性疼痛，腹腔内脏器的疾病即可出现从内脏痛到腹壁痛之间的转变，这种转变是以神经支配规律为基础的变化，符合皮节规律，特别是在急腹症的临床表现上。

一、腹壁和腹腔脏器的神经支配规律

腹壁与内脏的神经支配都具有节段性，称为皮节规律。腹壁的神经支配节段性非常明显，这种皮节规律在椎管内麻醉可以明显观察到[1]，并且规律相对恒定，而腹腔、盆腔内脏的神经支配虽然也有明显的节段性规律，但内脏神经属于网络状的神经系统，与躯体神经具有不同的解剖特点，但仍然具有节段性的分布规律，符合皮节规律。理解腹壁神经和内脏神经的支配规律，以及两者之间的汇集关系，即内脏－躯体汇集，对诊断急腹症具有重要的意义。

（一）（躯体）腹壁的感觉神经支配规律

腹壁神经属于躯体神经，其支配规律有明显的特点，涉及胸髓和腰髓相应的神经分支，腹壁的神经支配呈节段性（图2－1），分别来自胸6（T6）至腰1（L1）的脊髓神经后根。其中上肢的神经支配为C5、C6、C7、C8和T1，前躯干为C4和C2，拇指为C6，中指为C7，小指为C8，乳头水平为T4，剑突的神经支配为T6，脐部为T10，耻骨联合为T12～L4。这些感觉

神经支配的区域存在重叠。这些节段的意义在于依据患者感受的腹痛部位，根据牵涉痛的原理，可以定位内脏病变的部位。

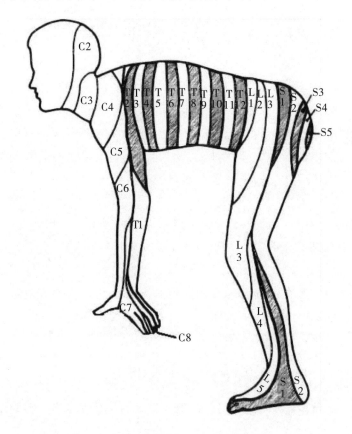

图 2 - 1　腹壁神经的皮节分布

（二）内脏神经的支配规律

内脏的神经支配虽然没有腹壁神经有明确的节段性，但也有一些规律，其主要的规律如下（表 2 - 1）：

·食管下段为内脏神经分支和椎旁节的感觉神经支配，食管颈段和胸段的疼痛由迷走神经的感觉神经纤维传导，胃和十二指肠的疼痛由内脏神经的感觉神经纤维传导并进入 T7 和 T8。

·肝脏和胆囊疼痛经内脏大神经，进入 T7 至 T9，胰腺头部或右侧的感觉经由右侧内脏神经干传导，胰腺尾部或左侧的感觉，经由左侧内脏神经干传导。

·空肠至横结肠的感觉传入 T9 ~ T11。

·横结肠至直肠的感觉传入 T9～L4。

·肾脏传入 T10～L1 或 L2。膀胱底部的感觉传入 L11～12 及 S1，膀胱颈部和前列腺的感觉，传入 S2～4 的骶神经。

·子宫体部的感觉传入 T10～L1。子宫颈的感觉传至 T11～12 和 S2～4 的骶髓。卵巢和睾丸一样，感觉传入到 T10。

由于腹部脏器的内脏感觉中传导痛觉的神经纤维与交感神经伴行，从以上的感觉神经支配规律看，如果从胚胎学的角度分类，食管、胃、十二指肠、肝脏、胆管和胰腺为前肠的感觉神经支配，空肠、回肠、盲肠、阑尾、升结肠和横结肠第一部分为中肠的感觉神经支配，横结肠另一部分以后至直肠为后肠的神经支配。此外泌尿生殖系统与后肠的感觉神经支配节段重叠。前肠来源的器官种类多，疼痛表现较为复杂，疼痛部位位于上腹部正中；中肠的器官种类相对简单，疼痛位于腹中部或脐周；后肠与泌尿生殖系统内和感觉神经节段重叠，从而导致诊断的复杂性，疼痛多位于下腹部、耻骨上区、下腰及腰骶部。

二、神经学原理与腹痛的变化规律

躯体感觉的腹壁神经与腹腔、盆腔的内脏神经，在脊髓后根汇聚，形成内脏－躯体汇聚，是腹痛特点及腹痛变化规律的神经学基础。

腹壁疼痛属于躯体性疼痛，其特点是：疼痛尖锐，程度较激烈，范围清晰，定位准确，可导致腹肌从痉挛到强直性收缩，咳嗽和翻身可导致疼痛加重。而内脏痛的特点是：定位模糊，范围弥散，除个别单侧神经支配的器官外，多数疼痛部位位于腹部中线区域。内脏痛定位模糊的原因是：通常一个脏器由双侧传入神经同时进入多个脊髓节段。急腹症的腹痛从病变脏器的内脏痛开始，经内脏的感觉神经传入相应的脊髓节段，同时由于内脏－躯体汇聚的关系，在相应的腹壁表现为定位模糊的疼痛。内脏与腹壁神经的汇聚，与其对应的腹壁部位和内脏的关系，在急性腹痛的诊断上有重要的意义。由腹壁的疼痛部位，可以"顺藤摸瓜"找到对应的内脏，这是一个重要的基于神经学的急性腹痛诊断思维。例如：急性阑尾炎的首要表现是脐周及上腹部疼痛，原因是阑尾的内脏神经(T10～12，L1)与脐部腹壁感觉神经(T12)进入同一脊髓节段有关。要理清腹痛的规律，首先需要熟悉腹痛相关的一些概念。

表 2 - 1　内脏、腹壁及神经支配关系

内脏	传导通路	脊髓	体壁
心脏、心包	中、下颈心神经和胸心神经	T1～4(5)	
	膈神经的感觉纤维	C3～5	
食管	下部颈交感神经、胸心交	T5～8	
	感神经		
胸主动脉	胸交感神经	T1～5(6)	
胃	内脏大神经、腹腔神经节	T(6)7～8(9)	
十二指肠	内脏神经、腹腔神经节	T6～8	
空肠、回肠	内脏神经、腹腔神经节	T9～11	
盲肠、升结肠	内脏神经、腹腔神经节	T9～11	
横结肠	腰交感神经	T9～11	
阑尾	内脏神经、腹腔神经节	T10～12，L1	
降结肠	腰交感神经、主动脉丛	L1～2	
乙状结肠、直肠	盆神经	S2～4	
肝、胆囊	内脏神经、腹腔神经节	右侧 T(5)6～8(9)	
肝外胆管	内脏神经、腹腔神经节、	右侧 T(5)6～8(9)	
	右膈神经感觉纤维	右侧 C3～5	
胰腺	内脏神经、腹腔神经节	左侧 T8	
脾脏	内脏神经、腹腔神经节	T6～8	
肾脏	肾丛、内脏神经上腰支	T10～12，L1～2	
输尿管	肾丛、内脏神经上腰支	T10～12，L1～2	图中：左侧正面图，右侧为背面图
膀胱底部	腹下丛	T11～12，L1	重要的腹壁感觉神经标志
膀胱颈部	盆神经、盆腔丛	S2～4	
前列腺	交感神经丛	T10～11	T2：胸骨角平面
	盆丛	S2～4	T4：乳头平面
睾丸	交感神经	T10	T6：剑突平面
子宫体部	交感神经	T10～12，L1	T8：肋弓平面
子宫颈部	盆神经丛	T11～12	T10：脐平面
	阴部丛	S2～4	T12：脐与耻骨联合的终点
卵巢	卵巢丛、肾丛、腹腔丛	T10	T7～12：膈肌边缘
输卵管	交感神经	T12、L1～2	C3～4：膈肌中央
腹主动脉	交感神经	T6～L2	

注：C 为颈髓，T 为胸髓，L 为腰髓，S 为骶髓

1. **牵涉痛**(referred pain)

牵涉痛是指，腹部某一脏器的疼痛除在原刺激部位外，还在远离该器官内脏神经传导的部位被感知的现象。其发生的原因是某内脏传入神经与某一脊神经支配的区域传入纤维进入同一或相邻的节段，该段脊神经的皮区引起疼痛感觉的结果。牵涉痛部位与病变器官常来源于同一胚胎期的体节，多发生在同一胚胎节段或皮节区域的肢体，因此称为皮节节律(dermatomal rule)，内脏病变引起过敏的皮肤区称为海德带(Head zone)。牵涉痛在第一章有详细的论述，可查阅相关的内容。

2. **转移性腹痛**(shift pain)

转移性腹痛是指，随着病情的发展出现从内脏痛向腹壁痛的转变。转移性腹痛主要是指疼痛性质的改变，疼痛由内脏病变对应的海德带转移到内脏实际解剖部位对应的腹壁区域（或点），而不是单纯指疼痛部位的改变。之所以出现转移性腹痛与急性阑尾炎的临床表现挂钩，原因是急性阑尾炎由于其内脏感觉神经与躯体感觉神经的在脊髓后角汇聚的解剖关系，和典型的小管道器官病变的特点（见下一章急腹症诊断的相关内容），导致其出现最典型的转移性腹痛的表现。"shift pain"中的"shift"除了位置变化的意思外，还有转变、切换的意思，由于中文字义的原因，部分学者或医生将转移性腹痛误解为腹痛部位的变化，因此实际的临床上常出现以"转移性右下腹部疼痛"代替转移性腹痛的现象。例如胃溃疡穿孔，开始疼痛的部位为上腹部，然后胃内的物质沿右侧结肠旁沟流下来，最后出现右下腹部疼痛，有时由于肝左叶在胃与腹壁之间的阻隔作用，或者穿孔与周围组织粘连而被封闭起来，此时右下腹痛就成为主要的临床表现，也是误诊为急性阑尾炎的主要原因。可见将转移性腹痛理解为腹痛部位的变化是对概念的误解，容易导致诊断思维的混乱。

3. **内脏－躯体汇聚、内脏感觉移行、牵涉痛、转移性腹痛之间的关系**

内脏－躯体汇聚，是内脏感觉神经与躯体感觉神经在同一节段进入脊髓的神经解剖学结构。在这个神经解剖学结构的基础上，出现了内脏感觉移行的现象，即内脏的感觉在体表相应的区域产生被大脑皮层感知的不适或疼痛，这个体壁区域成为皮肤过敏区，即海德带。牵涉痛是这种内脏感觉移行的临床症状学名词，转移性腹痛即为当内脏病变累及腹壁时，刺激腹壁感觉神经产生的腹壁的躯体性疼痛。牵涉痛和躯体性疼痛由两种类型的感觉神经传递，躯体性疼痛的部位与内脏痛的移行部位往往不一致。从这个分析可以得出一个结论，即内脏痛或腹痛首先出现的部位，是内脏痛的移行体壁感觉部位海德带，海德带提示病变的器官所在。临床上有一种错误的解释，即腹痛首先出现的部位是病变部位，这种观点是不全面的。因此，分析牵涉痛与转移性腹痛的关系，并在内脏－躯体汇聚的神经学上得到合理解释，是诊断急性腹痛的重要思维。

由于急性腹痛发病急，慢性疼痛因素的影响或心理相关疼痛因素的影响小，急性疼痛更加符合神经学原理，从这个角度梳理诊断思维是急性腹痛一个重要的诊断手段。

三、腹腔以外疾病引起急性腹痛的特点

腹部(包括盆腔和盆底)以外疾病引起的腹痛包括腹部以外脏器的局部性疾病和全身性疾病。胸部疾病所致的腹痛为牵涉痛，全身中毒性疾病或代谢性疾病引起的腹痛多为痉挛性腹痛，常常伴有腹部以外脏器的体征。主要包括四大类疾病：胸部疾病，中毒及代谢性疾病，变态反应及结缔组织性疾病，神经源性疾病。

第二节　急性腹痛的诊断思维

急性腹痛最常见的原因是消化内科和消化外科疾病，此外妇科疾病、泌尿系统疾病、胸部疾病、全身性的疾病也可引起腹痛，甚至明显和剧烈的腹痛。按常理理解，典型的急性腹痛诊断并不难，但文献报道有将近40％急性腹痛患者在就诊时无法明确诊断[2]，因此科学的诊断思维相当重要。当面对一个以腹痛为主要临床表现的病例时，首先是详细的病史询问、查体和必要的检查，对病情做一个初步的梳理，初步将病情归类为内科疾病、外科疾病、泌尿系统疾病或妇科疾病等。

一、问　诊

1. 注意患者的年龄、性别、婚姻状况、职业

不同的年龄和性别有不同的常见疾病谱，急性阑尾炎、急性胰腺炎、胃十二指肠穿孔多见于青壮年，胆囊炎、胆囊结石、消化道肿瘤多见于老年人，卵巢囊肿蒂扭转、异位妊娠为女性疾病，一些特殊的职业容易发生

化学物质中毒，如铅中毒。还需注意的是，受文化水平和方言表达习惯的影响，不同的人对相同的症状表达方式存在差异，甚至有非常大的差异。

2. **起病的诱因、起病的时间、发病季节和既往史**

急性胰腺炎的起病部分与暴饮暴食有关，部分与高脂血症有关，还有的与胆管结石有关；急性阑尾炎通常在后半夜起病，常在凌晨或早上痛醒；急性缺血性肠炎患者通常具有高血压病或糖尿病的病史；肠梗阻常与腹部手术既往史、腹部外伤史、腹膜结核病史相关；胃、十二指肠穿孔在冬、春季多见；儿童和青少年的急性肠系膜淋巴结炎通常与 2 周前的感冒病史相关；长期使用抗凝药物，可出现自发性出血而引起腹痛[3]。

3. **腹痛的部位、腹痛部位的变化情况、腹部以外部位疼痛情况**

腹痛的部位对急腹症有重要的意义，尤其是腹痛部位的变化规律，例如急性阑尾炎的腹痛部位由脐周到右下腹部的变化；有些疾病的牵涉痛位于腹部以外的区域，如急性胆囊炎的右肩部疼痛；肾绞痛伴有外阴部疼痛；急性胃肠炎的腹痛通常是全腹部或腹中部，没有腹痛部位的变化。胸部疾病可伴有腹痛，如大叶性肺炎、胸膜炎、心肌梗死等；代谢或中毒性疾病通常伴有多个系统的异常，也存在腹痛的可能。

4. **腹痛的持续时间、性质及伴发症状和患者应对疼痛的表现**

对于腹痛的问诊，需要详细了解腹痛的性质和持续时间，此外患者对疼痛的应对表现也有重要的参考意义，腹膜炎患者一般安静侧卧并弯腰，不愿意活动，而肾绞痛患者可能在床上打滚、喊叫、呻吟。空肠器官的痉挛，如肠绞痛，呈阵发性，腹膜炎疼痛即表现为持续性。急性胃肠炎的腹痛也通常为绞痛，常与呕吐和腹泻伴随出现，急性阑尾炎也可有腹泻的表现，但腹泻在腹痛之后较长一段时间后发生；腹痛伴有休克时，注意急性梗阻性化脓性胆管炎的可能。

5. **注意各临床事件出现的先后顺序**

详细的疼痛病史收集固然重要，可以定位病变的部位，但不要忽略其他临床表现，尤其要注意这些症状出现时间的先后顺序，这些按时间先后出现的临床时间比强调疼痛定位更加重要[4]。

二、体格检查

体格检查除了需要按要求进行外，对于腹痛患者，还需要注意海德带，即疼痛的敏感皮肤区域或牵涉痛部位，此外还需要注意患者的表情、面容。注意体温和脉率的变化情况，皮肤出现的皮疹有时对诊断也有重要的提示意义。做腹部反跳痛的检查时，应该注意按照标准手法，不是压下去马上松开，这样检查会导致假阳性体征出现，而是压下去以后稍停片刻，然后松开。这个手法的意义是区分随意性肌强直和非随意性肌强直，除了正确的手法外，还要有以下区别要点[5]。

1. **随意性肌强直**

·对称性。

·吸气时肌强直(呼气时肌肉松弛)。

·使用肌肉放松的技巧可以是肌肉放松，例如：让患者处于舒适的体位，进行平和、抚慰的谈话等。

·直立位肌收缩无腹痛。

2. **非随意性肌强直**

·常为非对称性。

·呼气和吸气均存在肌强直。

·使用肌肉松弛的技巧无效。

·直立位使腹直肌收缩感疼痛。

三、辅助检查

辅助检查包括实验室检查和影像学检查两部分，根据病情的特点选用。一般的实验室检查包括血常规、尿常规、大便常规、肝功能、肝功酶、寄生虫学的检查、淀粉酶、妊娠试验等。影像学检查包括超声检查、胸片、腹部正侧片、CT 等，必要时根据医院的条件，也可以选择 MR 及 DSA 检查。此外，心电图检查也有重要的意义。

四、根据病例特点，将病情进行初步归类

对于急性腹痛病例，首先要辨明病情的轻重，紧急的情况包括急性心肌梗死、急性重症胰腺炎、急性重症胆管炎等，以便做紧急的处置。对于非紧急的疾病，总结疾病的特点对疾病进行初步的归类，可分为内科疾病、外科疾病、妇科疾病、泌尿系统疾病。根据典型临床表现的疾病容易做出诊断，但往往"典型"的临床表现也可能是误诊的原因，因此所有的诊

断必须有科学思维和验证的手段。

·外科疾病引起的腹痛，如急腹症，从以上论述的内脏－躯体汇聚的神经学关系，以及在此基础上引起的腹痛变化规律，是最理想的诊断验证手段。但并不是所有患者都可以表现出典型的腹痛变化规律，也需要多角度的分析和验证。

·泌尿系统疾病引起的腹痛和妇科疾病引起的腹痛也符合内脏－躯体汇聚的规律，也可以当作验证的手段。

·内科疾病由于涉及全身和多系统问题，影响因素多，内脏－躯体汇聚的疼痛学规律往往不明显，需要从病理生理的角度仔细分析验证诊断。

在做出诊断时，需要收集全面的临床资料，根据病例的特点做出初步的诊断，但疼痛的个体差异很大，临床表现常常包括腹痛以外的其他表现，也有很大的差异，因此做出诊断需要熟悉各种疾病的特点，仔细分析，并做多角度的验证，以提高诊断的准确性。

（李　亮　洪楚原）

参考文献

［1］Akifumi Kanai, Yuriko Niki, Norihito Hayashi, et al. The Initial Subjective Sensory Change in the Dermatome During Intrathecal Injection of Plain Bupivacaine Predicts the Spread of Sensory Blockade：A Prospective Multi-Level Modeling Study［J］. Anesth Pain Med, 2019, 9 （5）：e91216.

［2］Hoseininejad SM, Jahed Reza, Sazgar Mohammad, et al. One-Month Follow-Up of Patients with Unspecified Abdominal Pain Referring to the Emergency Department：a Cohort Study ［J］. Archives of academic emergency medicine, 2019, 7 （1）：e44.

［3］Koji Takahashi, Takeshi Nihei, Yohei Aoki, et al. Spontaneous rectus sheath hematoma associated with warfarin administration：a case report［J］. J Rural Med, 2019, 14（2）：245－248.

［4］Longo DL, Fauci AS. 钱家鸣，主译. 哈里森胃肠及肝病学［M］. 2 版. 北京：科学出版社，2018：3－7.

［5］Conroy ML. 薛小临，主译. 临床症状与体征诊断指南［M］. 5 版. 北京：科学出版社，2010：467－468.

第三章　急腹症相关的腹痛

急腹症是指以急性腹痛为突出表现，需要早期诊断和紧急处理的腹部疾病。常见的急腹症包括急性阑尾炎、急性胆囊炎、小肠梗阻、急性胰腺炎、上消化道穿孔等。急腹症的临床表现多样，有的具有典型的临床表现，有的临床表现相当不典型，造成诊断的困难，这一具有挑战性的情形需要精心和敏捷的思路整理以决定是否需要手术干预并启动合理治疗[1]。

第一节　急性感染性疾病

急腹症中的感染性疾病具有类似的临床特点，代表性的病种为急性阑尾炎、急性胆囊炎。首先以急性阑尾炎为例，说明其临床特点。

一、急性阑尾炎

急性阑尾炎是最常见的急腹症之一，急性阑尾炎的临床表现是典型的急腹症临床表现之一，有典型的疼痛神经学原理，并且与阑尾的局部解剖、疾病特点有明确的关系。

1. 阑尾的解剖特点与急性阑尾炎病理生理

阑尾位于盲肠末端三条结肠带的汇合处，是一盲管状器官，开口于盲肠，管腔细小，容易被堵塞而引起各种病理生理性改变。粪石堵塞是目前急性阑尾炎被普遍认可的病因之一。阑尾由阑尾动脉供应，是回结肠动脉的终末支，血管闭塞后，血供无法代偿(图3-1)。

阑尾这个解剖特点是急性阑尾炎的病理生理学基础：

·阑尾被粪石堵塞后，阑尾的分泌一直在进行，导致管腔压力升高，阑尾管腔的压力升高，这种改变被阑尾的内脏感觉神经所传递，引起内脏痛。

·随着阑尾管腔内压力的增加，对阑尾的组织产生压迫，由于阑尾是单支终末动脉供血，容易导致组织缺血，最终出现阑尾坏疽。同时，感染不断加重，阑尾表面感染性炎症的物质开始渗出增多，刺激壁腹膜，导致腹壁的躯体感觉神经感受到刺激。也有可能粪石嵌顿不牢固，阑尾管腔内的压力将粪石推出，病因突然解除，腹痛症状突然消失。

·由于静脉与动脉伴行的关系，阑尾的炎性物质通过阑尾静脉途径输送到肝脏，产生相应的症状。

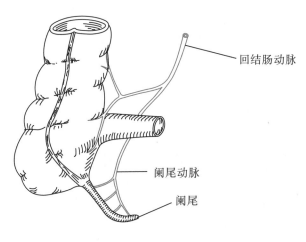

回结肠动脉

阑尾动脉

阑尾

图 3 - 1　阑尾的血供

2. 阑尾的神经支配

阑尾的内脏感觉神经来自 T10、T12 和 L1，与之来自相同节段的躯体感觉神经支配脐周区域躯体感觉。

3. 急性阑尾炎的典型临床表现

急性阑尾炎的症状起于阑尾管腔堵塞引起的压力升高，由阑尾的内脏感觉神经支配，由于脊髓后角中内脏－躯体汇聚的关系，引起相应的腹壁牵涉痛，患者感受为脐周或上腹部的牵涉痛，有时是脐周和下腹部的牵涉痛；当病变逐渐加重时，患者的感受越来越重，可引起一定的胃肠道反应，如恶心、呕吐等；随后阑尾的炎性物质刺激壁腹膜，引起躯体感觉，疼痛转换为明确感觉定位的躯体疼痛，即右下腹部疼痛，右下腹部或麦氏点压痛伴有反跳痛；最后阑尾感染产生的炎症物质进入血液循环，才产生全身症状，如发热等，或引起门静脉炎。典型的急性阑尾炎临床表现具有以下特点。

·各种症状体征的出现具有先后顺序，并非同时出现，急性阑尾炎的典型症状出现的先后顺序为：脐周或上腹部疼痛并逐渐加重，胃肠道反应，右下腹部疼痛、压痛，腹肌紧张，发热，门静脉炎。

·从疼痛的角度看，是内脏牵涉痛向腹壁痛的转换，也就是常说的转移性腹痛，这种疼痛与阑尾的内脏感觉神经与躯体感觉神经的解剖特点有关。

4. 特殊类型的急性阑尾炎

急性阑尾炎的临床表现可以出现各种特殊的情况，但仔细分析仍然可以得出合理的解释。由于社会经济等因素的变化，急性阑尾炎的流行病学正在发生改变，可能不只是年轻人的主要疾病[2]，更多的人群阑尾炎的发病率正在发生改变，疾病的特点也随之改变，在考虑诊断时需要注意。

（1）先表现出发热的急性阑尾炎

一般来说，先出现发热，然后出现腹痛，不符合外科疾病的发病规律，但也有例外，急性阑尾炎可以表现为先发热，再出现腹痛的情况。在出生时阑尾黏膜下有很少量的淋巴结，12 岁时数量增加 300 倍，30 岁时急剧下降，60 岁时消失，只留下痕迹，由于回盲部和阑尾有大量的淋巴组织，感染特别是上呼吸道感染时，可导致这些组织肿大，造成阑尾管腔的堵塞而引起急性阑尾炎的症状[3]，因此这种类型的阑尾炎多见于青少年，也可见于年轻成人和儿童。发热是感染或上呼吸道感染的表现，腹痛及其他临床表现的性质与普通急性阑尾炎相同。

（2）异位急性阑尾炎

在胚胎时期，肠道的发育由于某种原因停滞在某一阶段，导致回盲部没有旋转到右下腹部的正常位置，或由于先天性内脏转位，阑尾的位置不在右下腹部，或者出现在盆腔。当这种不典型解剖部位的阑尾出现急性阑尾炎时，临床表现不典型，但无论阑尾的部位如何变化，阑尾在神经支配上的关系是不会改变的。急性阑尾炎时最先出现腹痛的部位，往往是其对应的腹壁神经支配部位的牵涉痛。利用内脏－躯体汇聚的神经解剖关系，可以找到一部分的诊断线索。

（3）老年人急性阑尾炎

老年人的躯体疼痛感普遍降低，对内脏痛和炎性物质刺激右下腹部壁腹膜引起的感受能力降低，有时老年人的急性阑尾炎体温正常而脉率增快，这提示虽然老年人对疼痛的敏感性降低，但是炎性物质仍然对全身产生影响。老年人的急性阑尾炎往往为牵涉痛，表现为脐周和上腹部疼痛，甚至牵涉痛也不明显，少数只表现为腹部的闷胀感，但是右下腹部的压痛及反跳痛仍然比较明确。老年人急性阑尾炎白细胞升高有时不明显，往往表现为中性粒细胞计数或比例升高，嗜酸性粒细胞及淋巴细胞计数减少。老年人的急性阑尾炎穿孔率高，可疑病例应密切观察。

（4）妊娠期急性阑尾炎

妊娠期的特殊生理变化对急性阑尾炎的临床表现可产生较大影响，主要表现在增大的子宫的影响和妊娠期生理的影响。增大的子宫可使阑尾的位置发生变化，而使腹部压痛的位置发生变化，但患者最初的牵涉痛部位仍位于脐周和上腹部；或者由于子宫对阑尾的遮盖，阑尾的炎症没有波及前腹壁，没有明显的躯体性疼痛。生理性的影响主要是妊娠期生理性白细胞升高，对血常规检查结果的判读产生影响，另外妊娠期生理性的体温稍高、脉率稍快，也会对急性阑尾炎的诊断产生一定的影响。需要注意的是在妊娠期急性阑尾炎的情况下，需要请妇产科会诊，排除妊娠等原因引起的腹痛[4]。

（5）阑尾肿瘤合并急性阑尾炎

临床上可见的阑尾肿瘤是在急性阑尾炎的手术中被发现的，并经术后的病例确诊阑尾肿瘤。阑尾肿瘤也可引起阑尾管腔阻塞，导致急性阑尾炎的发生。阑尾肿瘤合并急性阑尾炎的临床表现与普通的急性阑尾炎类似，有些肿瘤可出现肿瘤相关的症状，如阑尾类癌出现的类癌综合征。

（6）儿童急性阑尾炎

新生儿的阑尾与成人存在形态学差异，新生儿阑尾为喇叭样，不易为粪石堵塞，因此新生儿急性阑尾炎罕见，儿童阑尾形态与成人相似，但儿童大网膜发育不全，不能充分包裹阑尾使炎症局限，因此炎症易扩散。

新生儿对腹痛无表达能力，而急性阑尾炎多表现为厌食、恶心、呕吐、腹泻和脱水等，发热和白细胞升高不明显，因此容易延误诊断，阑尾穿孔率高。新生儿急性阑尾炎的诊断需要仔细检查右下腹部压痛和腹胀等症状、体征。

儿童急性阑尾炎特点：①诉求为全腹部疼痛，早期即可出现发热和呕吐；②病情发展快，阑尾穿孔出现早；③右下腹部体征不明显，但有局部压痛及反跳痛。儿童急性阑尾炎的临床特点与解剖特征有直接的关系，由于没有大网膜的包裹，所以右下腹部体征不明显，但仍然具有压痛等表现。

（7）寄生虫引起的急性阑尾炎

寄生虫可能寄生在阑尾内[5]，寄生虫的虫卵也可以在肠黏膜沉着，导致阑尾管腔的狭窄或闭塞，引起急性阑尾炎；或者在其他原因的共同作用下更易引起急性阑尾炎，在国内以血吸虫最为常见；有的寄生虫还可引起阑尾血管的闭塞[6]，导致阑尾缺血而引起急性阑尾炎。寄生虫引起的急性阑尾炎，多数具有明显的疫区接触史，部分患者在接触疫区多年后才发病；或者没有明显的疫区接触史，寄生虫的诊断往往是在术后病理检查时发现。

(8)免疫低下或免疫抑制状态下的急性阑尾炎

处于免疫低下或免疫抑制状态，如 HIV 感染或使用免疫抑制药物的状态下。此种急性阑尾炎表现不典型，没有明显腹痛的表现，白细胞计数也可能正常，有的患者只表现为胃肠道症状，如呕吐、腹泻等。Kristek 等[7]报道了一例子宫移植后合并急性阑尾炎的病例，主要的临床表现为恶心、腹部不适及腹泻。对于这类患者，应及早进行 CT 等检查，可以发现有参考意义的征象。

(9)阑尾扭转

临床上也可见阑尾扭转引起阑尾管腔堵塞和阑尾缺血引起的急性阑尾炎[8]，临床表现与一般的急性阑尾炎类似，术前难以确诊，往往是在手术中才能发现和确诊。

这些特殊类型的急性阑尾炎虽然临床表现不同，疼痛的本质因素不会改变，仍然符合疼痛的神经学原理，但特殊的病因和病理生理改变对临床表现仍有较大影响，需要综合分析。

5. 与阑尾具有相似神经支配规律的器官病变，通常具有与急性阑尾炎类似的临床变现

(1)急性肠系膜淋巴结炎

急性肠系膜淋巴结炎是儿童和青少年常见的疾病，有时也见于青年，以右下腹部疼痛为主要的临床表现，易与急性阑尾炎混淆。常在上呼吸道感染的病程中发病，或者腹痛前 2 周患上呼吸道感染，一般认为是病毒感染所致。由于肠系膜淋巴结以回肠末端最丰富，因此病变先从右下腹部开始。患者首先觉得右下腹疼痛，也有患者首先出现脐周和上腹部疼痛，但不会出现右下腹部定位明确的躯体性疼痛，也无腹膜刺激征的体征。右下腹部压痛区域较急性阑尾炎大，部位也偏向于中线，沿小肠系膜方向多处有压痛，无腹肌紧张。由于肠系膜与阑尾具有相似的内脏神经支配、相似的内脏 - 躯体汇聚，因而急性肠系膜淋巴结炎的症状与急性阑尾炎相似，

但这种腹痛症状是单纯的内脏感觉神经传递痛觉的特点，没有从内脏神经向腹壁神经传导疼痛转变的转移性腹痛的特点。因与上呼吸道感染有关，有时仍有咽喉疼痛、咽部充血、颈淋巴结肿大等情况。急性肠系膜淋巴结炎血常规白细胞升高不明显，没有中性粒细胞计数和比例的明显升高，淋巴细胞计数和比例升高，中性粒细胞与淋巴细胞计数的比例也可作为鉴别的依据之一[9]。急性肠系膜淋巴结炎的症状持续时间短，一般在 4~6h 内逐渐减轻，而急性阑尾炎的病程较长，一般会逐渐加重。

（2）Meckel 憩室炎、盲肠和升结肠憩室炎与局限性回肠炎

回肠与阑尾一样属于中肠，Meckel 憩室位于回肠，距回盲部 2cm 至 100cm 范围内都可能出现 Meckel 憩室，因此回肠、Meckel 憩室都与阑尾有相似的内脏感觉神经支配规律。两者病变引起的腹部疼痛与急性阑尾炎的内脏痛部分类似，表现为脐周或上腹部疼痛，有时为下腹部疼痛，有时 Meckel 憩室也会出现急性化脓性阑尾炎的病理改变，以及炎症刺激壁腹膜而引起定位明确的躯体性疼痛，出现由内脏痛转变为躯体性疼痛的转移性腹痛，同时也会出现腹膜刺激征、腹部压痛与反跳痛，感染的 Meckel 憩室还会出现坏疽穿孔的改变，与急性阑尾炎酷似。在症状诊断上，需要结合其他临床特点来进行鉴别。Meckel 憩室通常可出现异位的胃黏膜，可能出现黏膜破溃的出血现象，表现为便血，有时 Meckel 憩室以无痛性血便为唯一的临床表现。气钡双重造影诊断 Meckel 憩室的阳性率不高，利用 Meckel 憩室异位胃黏膜的特点，Te‑99 放射性核素检查有较高的阳性率。急诊情况下，可借助 CT 等检查辅助鉴别诊断。

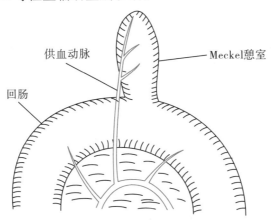

供血动脉

Meckel憩室

回肠

图 3‑2 Meckel 憩室

从症状学来说，具有相似神经支配规律的器官病变，都具有相似的疼痛规律，以急性腹痛来说，是内脏痛与躯体性疼痛的发展和转变规律，因此也可以再次印证一个概念，即转移性腹痛不是指腹痛部位发生变化，而是指腹痛的性质发生转变。此外，首次出现腹痛的部位也不一定是病变部位，而是通过首次出现腹痛的部位，以神经支配的内脏－躯体汇聚的解剖学知识，可以推导出病变的部位。对于这种类型的急性腹痛，症状学上的鉴别要点是仔细分析其临床表现的其他特点，为诊断提供尽可能全面的依据。急性腹痛之前的病史也有重要的意义，例如无痛性血便，可能提示Meckel 憩室可能。必要时，辅助检查也是重要的诊断手段，如 CT 和超声检查等。

Meckel 憩室属于真性憩室，憩室有完整的肌层，另一类憩室为假性憩室，见于小肠、盲肠、结肠和直肠，甚至可见于阑尾[10]，为黏膜通过薄弱的肠壁肌层疝出，与真性憩室不同的是假性憩室没有肌层。盲肠和升结肠的憩室感染，也可能引起右下腹部疼痛，为脊髓后角内脏－躯体汇聚引起的牵涉痛，有时炎症的憩室刺激壁腹膜，也会引起躯体性的疼痛，与急性阑尾炎类似，并且结肠憩室炎的发病有年轻化的趋势，容易误诊为急性阑尾炎，临床接诊时需要全面的视野和思维，CT 检查结合口服和静脉注射的对比剂是首要的鉴别诊断检查[11]。

局限性回肠炎主要表现为末段回肠黏膜的局限性炎症，炎症刺激可以引起内脏痛，表现为内脏－躯体汇聚关系引起的脐周疼痛，腹痛程度一般较轻，有时合并腹泻。

6. 具有与阑尾不同的神经支配规律，但症状类似转移性腹痛的疾病

(1)胃十二指肠溃疡穿孔

胃十二指肠溃疡穿孔时，胃和十二指肠的内容物沿升结肠外侧沟及小肠系膜根部，流向右髂窝，引起类似急性阑尾炎转移性腹痛的表现。虽然理论上，胃十二指肠溃疡穿孔的患者有胃和十二指肠溃疡的病史，但现在临床上许多患者通常并没有明显腹痛和十二指肠溃疡的病史。笔者认为原因是：在当前的医疗条件下，胃十二指肠溃疡病史的患者通常可以得到及时的治疗，那些无明显腹痛的胃十二指肠溃疡的患者，因无不适而没有就医，逐渐发展为溃疡穿孔。胃十二指肠溃疡穿孔后，内容物立即流出，刺激壁腹膜，表现为定位明确的躯体性疼痛，当胃十二指肠内容物流向右下腹部时，也会出现刺激壁腹膜的躯体性疼痛，其定位明确，并伴有腹肌紧

张，叩诊肝浊音界缩小。因胃十二指肠溃疡穿孔有自愈倾向，有时穿孔被肝左叶遮盖、粘连，胃十二指肠内容物不再流出，上腹部疼痛逐渐减轻，表现以右下腹部疼痛为主，非常类似急性阑尾炎的转移性腹痛，但这种腹痛是躯体性疼痛，没有急性阑尾炎内脏痛向腹壁痛转变的特点。必要时，可行腹部平片或 CT 检查，发现腹腔或膈下游离气体，对诊断具有重要的意义。

（2）肠伤寒穿孔

肠伤寒主要见于发展中国家[12]，以流动人口多见[13]，非外伤的小肠穿孔中，肠伤寒是常见的原因，穿孔多见于免疫力低下者[14]。穿孔多发生在伤寒的第 2 周或第 3 周，此时伤寒一般已经确诊。穿孔发生时，患者突然出现中下腹部剧痛，有时肠内容物在腹腔内的流动，引起类似转移性腹痛的症状。主要体征为：腹肌强直、腹部压痛伴反跳痛，肝浊音界缩小，肠鸣音减弱或消失。白细胞升高，X 线检查呈气腹表现。逍遥型伤寒患者，无明显的发热和毒血症症状，容易被误诊为急性阑尾炎穿孔。患者体温下降，脉搏细数，肠鸣音消失，对提示伤寒小肠穿孔有提示意义。与胃十二指肠溃疡穿孔相似，伤寒引起的小肠穿孔也没有内脏痛的环节，一开始就是壁腹膜受刺激的躯体性疼痛，定位明确。

7. 不同神经支配病变的右下腹部疼痛：右输尿管结石

泌尿系结石的症状为腹痛（腰痛）和血尿，右侧输尿管结石通常位于输尿管的下 1/3，常表现为右下腹部疼痛，与急性阑尾炎的症状类似。右输尿管结石有时表现为绞痛，这是一种真性内脏痛，有定位意义，患者常痛得在床上打滚；而急性阑尾炎的腹痛，患者会表现得比较安静，因为活动会导致腹膜炎所致腹痛的加重。如果是非绞痛，即容易与急性阑尾炎混淆。由于神经支配的关系，右输尿管结石可同时表现为外阴、腹股沟、股内侧的牵涉痛，有时表现为腰痛。在体征上，输尿管结石不会导致腹膜炎的发生，因此不会有腹部的反跳痛。由于阑尾的炎症可以对右侧输尿管产生影响，镜下血尿不能排除急性阑尾炎的可能。必要时可以行超声检查或CT 等影像学检查，以辅助鉴别诊断。

8. 躯体性疼痛的右下腹部疼痛

（1）异位妊娠破裂

异位妊娠是临床常见的急症之一，常见的是输卵管妊娠。异位妊娠破裂的血液刺激壁腹膜，是引起腹痛的原因。右侧异位妊娠破裂的腹痛部位主要位于右下腹部，是一种躯体性疼痛。异位妊娠破裂除了腹痛症状外，还有停经和阴道流血的表现，破裂后的出血，有时可引起休克，表现为脉搏细数、出冷汗、晕厥等。

（2）卵巢囊肿破裂或蒂扭转

卵巢囊肿一般没有症状，当囊肿破裂时，会出现突发性下腹部疼痛，右侧卵巢囊肿表现为右下腹部疼痛，与急性阑尾炎的临床表现类似，这种腹痛是一种躯体性疼痛，定位明确，开始即位于下腹部，比急性阑尾炎的右下腹部疼痛更趋向于盆腔。急性阑尾炎开始为内脏痛的牵涉痛，往往腹痛首先出现在脐周或右下腹部。当囊肿为子宫内膜异位症，即巧克力囊肿时，破裂往往发生在月经期或月经即将来潮时。当囊肿发生蒂扭转时，如果囊肿未破裂，这种疼痛为内脏性疼痛，由于卵巢也属于T10脊髓节段支配，有时可表现为脐周和下腹部疼痛；当囊肿破裂时，即表现为定位明确的躯体性疼痛，即右下腹部疼痛，但卵巢囊肿破裂和扭转时白细胞升高不明显，可借助妇科检查、超声或其他影像学检查进行鉴别诊断。

（3）皮神经卡压综合征引起的下腹部疼痛

支配右下腹壁的神经或其皮神经受压亦可引起下腹部疼痛，这种疼痛属于躯体性疼痛。有的患者存在皮肤感觉过敏的现象，当按压右下腹部时，神经被牵拉可能引起右下腹部疼痛；做腹部反跳痛的检查时，突然释放也可以诱发疼痛，这一部位称为这种躯体性疼痛的扳机点，与急性阑尾炎的麦氏点压痛和反跳痛难以区分，类似于急性阑尾炎，容易误诊。皮神经卡压综合征引起的腹痛没有感染性炎症的表现，尤其易与急性阑尾炎发病刚发病时混淆，此时的急性阑尾炎尚未出现白细胞升高或白细胞升高不明显。鉴别主要依靠综合的临床分析，仔细分析各种症状的特点，动态观察和影像学检查也是重要的鉴别手段[15]。

9. 胃肠道内科疾病的单纯性内脏痛：急性胃肠炎

急性胃肠炎的典型症状是腹痛和上吐下泻，也即腹痛、呕吐、腹泻，一般同时出现，而急性阑尾炎的腹痛、呕吐、腹泻多数有一定的时间间隔。急性胃肠炎的腹痛属于内脏痛，表现为以脐周为中心的腹痛，与急性阑尾炎初期的内脏痛相似。但急性胃肠炎的腹痛有阵发性加重的特点，腹泻后腹痛有减轻，并且不会转化为壁腹膜刺激引起的躯体性疼痛。急性胃肠炎的腹泻为大量的水样便，而急性阑尾炎的腹泻并非真正的腹泻，而是盆腔脓液刺激直肠导致直肠不停排便的结果，表现为多次解少许黄色的软便，大便后无腹痛减轻的表现。

10. 急性阑尾炎诊断小结

由于急性阑尾炎是临床常见病，一般的病例诊断不难，但也容易出现先入为主的思维，也存在不少的误诊病例。虽然如此，对其诊断进行专门研究的报道不多，有的学者从疼痛诊断路径的角度进行研究[16]，有效地减少了误诊率。急性阑尾炎腹痛的特点是可以用典型的神经支配规律来解释的，是理解急性腹痛神经学原理的典型案例。同时，急性腹痛较慢性腹痛而言，具有更少的心理作用成分，因此分析腹痛的神经学原理是验证经验诊断有价值的手段。虽然临床上偶然遇到难以诊断的腹痛，但从神经学等多角度仔细分析验证，结合影像学等检查，仍是诊断急性腹痛有意义的手段之一。

对于急性阑尾炎的诊断：首先，是根据临床特点做出经验性的印象诊断；其次，从神经学的角度是否可以合理解释腹痛的特点；最后，从解剖学和病理生理的角度看是否合理，如各种症状出现的先后顺序能否得到合理的解释。

从以上多维度的角度去验证诊断的思维，必要时借助辅助检查来协助诊断。需要注意的是，阑尾的解剖变异较多，在仔细分析临床表现的同时，对于不典型的病例，放射学检查同样重要[17]。

二、急性胆囊炎

急性胆囊炎也是常见的急腹症之一，具有一定的季节性，以夏季发病率较高[18]。胆囊的解剖特点与阑尾类似，因此也是具有典型神经学和解剖学解释的急性腹痛疾病之一。胆管系统引起的疼痛常被称为胆绞痛，但根据疼痛的性质看，与胆管蛔虫那种顶转样的疼痛不同，这种疼痛本质上并不属于绞痛性质。这种疼痛呈持续性，是一种内脏躯体牵涉痛，位于右上腹部或中上腹部，可以与进食有关，而胆管蛔虫引起的胆绞痛才是真正的胆绞痛，是一种真性内脏痛。

1. 胆囊的解剖学特点与急性胆囊炎的病理生理

胆囊是储存胆汁的器官，呈梨形，位于肝脏下的胆囊窝内，由胆囊动脉供血。胆囊动脉通常起自右肝动脉，胆囊动脉一般分为前后两支供应胆囊血管，与阑尾动脉相同也属于终末动脉。胆囊动脉堵塞后容易出现胆囊坏疽。与阑尾动脉不同的是，胆囊动脉变异较大，有时胆囊动脉的两个分支分别起源于不同的动脉，此时一支胆囊动脉的堵塞，并不一定就引起胆囊的血供中断而导致坏疽。胆囊移行为胆囊管，并汇入胆总管，胆总管和胆囊管一样，也是"狭窄"的管道，容易被结石所堵塞。胆囊管结石堵塞是引起急性胆囊炎的病因之一。胆囊与肝脏之间有胆囊系膜相连，胆囊系膜变异很大，可以呈明显的膜状，使胆囊具有明显的活动性，容易扭转，也可能不明显，甚至有的胆囊会嵌入肝脏内。胆囊通过胆管系统，与肝脏间有直接的管道系统相联系。

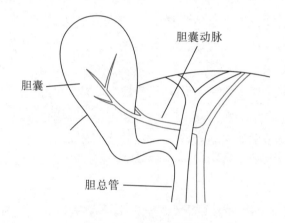

图 3 - 3　胆囊的解剖

胆囊的解剖特点与急性胆囊炎的病理生理也有密切的关系，并且与急性阑尾炎类似：

·急性胆囊炎多数与胆囊结石有关，被称为结石性胆囊炎；也有少数急性胆囊炎没有合并胆囊结石，称为非结石性胆囊炎。引起急性胆囊炎病原以革兰阴性菌为主，主要是大肠杆菌等。

·当结石嵌顿于胆囊颈部，引起完全堵塞，胆囊内压力不断增高，对胆囊的血管产生影响，导致动脉血液供应减少或中断，引起胆囊坏疽可能。

·胆囊与肝脏存在直接的管道联系，胆囊的病变容易影响到肝脏和胆管系统。

2. 胆囊的神经支配

胆囊与肝脏的内脏感觉神经支配来自右侧的 T5 ~ 9 或 T6 ~ 8，对应的内脏 - 躯体汇聚的躯体感觉神经支配区域为右上腹部、右侧背部和肩胛部，右膈神经汇入脊髓的 C3～5，膈神经也分支至肝脏、胆囊及肝外胆管，是产生右肩部颈部牵涉痛的基础。

3. 急性胆囊炎的典型临床表现

急性结石性胆囊炎的病因是：胆囊管或胆囊管与胆囊的结合部被结石堵塞，引起梗阻，或者由于结石引起黏膜水肿、局部黏膜糜烂等共同因素引起的梗阻，同时合并感染而引起。急性胆囊炎的发生和发展过程中，依次出现胆囊扩张、水肿、静脉和淋巴回流受阻、缺血的过程。因此急性结石性胆囊炎的症状首先是内脏痛，也即右上腹部疼痛，也有患者的腹痛部位模糊，模糊定位于上腹部；牵涉痛部位出现于右肩胛骨的尖端周围，或者出现于右肩背部和脊柱周围的体表。随着感染的加重，出现寒战和发热，进一步的炎症加重，炎症物渗出，并刺激壁腹膜，出现右上腹部定位明确的压痛、反跳痛和肌紧张，有时可触及增大的胆囊。莫菲（Murphy）征又称胆囊触痛征，是急性胆囊炎的特殊体征，表现为：深触诊上腹部时，让患者深吸气，在吸气的过程中，因触及炎性肿大的胆囊而感到疼痛，患者出现突然屏气的呼吸暂停现象，是壁腹膜受炎症物质刺激引起疼痛。屏气是一种保护性的生理反应。Murphy 征一般出现在胆囊的炎症物质没有刺激到右上腹部的腹膜，没有明显的右上腹部压痛之前。当炎症物质刺激膈顶时，出现右肩部疼痛，这也是一种牵涉痛。在腹痛的过程中也可出现恶心、呕吐等胃肠道反应，可能的原因是胆囊内压力升高引起的反应，但这个反应是由迷走神经介导的。在无合并胆管结石的情况下，黄疸也见于10%的患者，可能的原因是胆色素经受损的胆囊黏膜进入血液循环，或者胆囊周围的炎症继发胆总管括约肌痉挛，引起胆管的生理性梗阻。急性胆囊炎的继续发展，可以出现胆囊穿孔或胆囊周围脓肿。

急性结石性胆囊炎的临床表现仍然可以得到神经学和解剖学的完美解释：

·急性结石性胆囊炎的临床表现也有典型的先后顺序：右上腹部或上腹部的内脏痛，右肩胛区的牵涉痛，寒战、发热，Murphy 征，恶心、呕吐，右上腹部压痛、肌紧张、反跳痛，触及肿大的胆囊，右肩部疼痛，黄疸（也可出现在这个过程中的其他阶段）。由于结石等原因引起的胆囊管梗阻不一定是完全的，且症状的感受也存在个体差异，因此这个典型的临床表现过程也不一定全部都出现。

·从疼痛的角度看，这是内脏牵涉痛向腹壁痛的转换，性质上也是转移性腹痛，这种疼痛与胆囊的内脏感觉神经及躯体感觉神经的解剖特点有关，但膈肌受刺激引起的右肩部疼痛属于躯体－躯体牵涉痛，不属于转移性疼痛。

·胆囊管完全堵塞的可能性较阑尾低，胆囊的体积和容积也较阑尾大得多，并且胆囊与肝脏之间有胆管联系，胆囊的病变容易影响肝脏，引起全身性的影响，并且不同的人对症状的感受存在很大的个体差异，因此急性结石性胆囊炎的临床表现的先后顺序没有急性阑尾炎那样典型。

急性非结石性胆囊炎的病因与急性结石性胆囊炎不同，也没有胆囊管梗阻的因素，临床表现相似但也有不同，与梗阻原因引起的急性阑尾炎相似，其典型的临床过程是：先出现寒战、发热等感染的表现，然后出现右上腹部疼痛，或者同时出现；随后出现炎症刺激腹膜的症状和体征。急性非结石性胆囊炎通常发生于严重烧伤、创伤、手术后，或继发于其他严重的疾病，往往被原发疾病的症状和体征所掩盖。

4. 鉴别诊断

（1）高位急性阑尾炎

急性阑尾炎与急性胆囊炎相同，腹痛具有典型的解剖学和神经学基础，具有相同的疼痛学原理。有些患者由于先天性肠旋转异常，回盲部的位置停留于正常的结肠肝曲位置，这种情况下的急性阑尾炎，症状与急性胆囊炎相似，Murphy 征也容易与急性阑尾炎的压痛相混淆，极易被误诊为急性胆囊炎。无论器官怎么发育，其神经学关系不变，高位的急性阑尾炎其牵涉痛部位仍然在脐周或上腹部，是与急性胆囊炎鉴别的重要特点之一，此外在临床表现上，急性阑尾炎的发热出现得很晚，或者基本不出现，而急性胆囊炎的发热出现较早，寒战、发热较明显。影像学检查如超声和 CT 等，是重要的辅助检查手段。

（2）上消化道穿孔

上消化道穿孔主要是指胃十二指肠溃疡的穿孔，有时也可见胃癌穿孔，表现为突发性上腹部疼痛。因胃溃疡主要位于胃窦部，因此胃十二指肠溃疡穿孔通常是右上腹部疼痛。胃十二指肠溃疡是一个慢性疾病过程，穿孔前可出现相应的溃疡症状，但是也有部分患者是无症状的胃十二指肠溃疡而突发穿孔，因此容易造成误诊。在临床表现上，胃十二指肠溃疡穿孔发病突然，没有背部和肩胛部的牵涉痛，即使出现腹膜炎，发热在开始阶段也不多见，腹部 X 线检查可见膈下新月形的气体。

（3）病毒性肝炎

病毒性肝炎一般表现为右上腹疼痛，程度轻，多数为隐痛，类似于急性胆囊炎激烈的腹痛罕见，也少见牵涉痛。病毒性肝炎有时可出现胆囊炎样类似的绞痛，容易混淆，但病毒性肝炎一般都有食欲不振、乏力等症状，也没有急性胆囊炎的体征。

其他需要鉴别诊断的病种在后面的章节中均有论述，不再一一列举。

三、急性梗阻性化脓性胆管炎

急性梗阻性化脓性胆管炎的基本病理改变是：完全性胆管梗阻和胆管内化脓性感染。典型的临床表现是：Charcot 三联症和 Reynold 五联症。Charcot 三联症是指腹痛、寒战高热和黄疸；Reynold 五联症是在 Charcot 三联症外，还出现休克和中枢神经系统受抑制的表现。急性胆管炎可以出现严重的疼痛，但却没有明显的腹部压痛。胆管为右侧 C3～5 的神经支配，相应的内脏－躯体汇聚的躯体神经支配区域为右侧肩部、颈部和上肢。急性梗阻性化脓性胆管炎与单纯的急性胆囊炎不同的病理生理环节是"胆血反流"，当胆管内压力超过 1.96kPa（20cmH$_2$O）时，就可能出现细菌或炎性物质进入血液循环的可能。由于急性梗阻性化脓性胆管炎更早通过肝脏影响全身的特点，其全身症状出现早，往往早于腹痛的发生，牵涉痛也不明显；由于胆管内的压力被肝内胆管系统所缓冲，胆管的炎性渗出也不明显，因此腹部压痛也不明显。有时即使发展出现休克状态，也没有腹痛出现，因老年人疼痛不敏感，身体储备功能差，多见于老人。在 Charcot 三联症中，腹痛排在寒战高热之前，因病情和个体感受差异的原因，也可以寒战、发热为首发症状，因此需要进行个体化分析。

四、十二指肠憩室炎

十二指肠憩室多发生在十二指肠乳头附近，女性较男性发病率高。十二指肠憩室可因食物潴留而致引流不畅，引起感染，发生憩室及憩室周围炎。胆总管附近的憩室可以压迫胆总管，导致胆液和胰液引流不畅而发生胆管炎或急性胰腺炎。十二指肠憩室炎的主要临床表现是：右上腹部疼痛、畏寒、发热、黄疸[19]，也称为 Lemmel 综合征，与 Reynold 五联症类似，容易误诊，单纯症状及体征鉴别诊断困难，需要借助于 CT、超声等辅助检查。

五、急性出血性坏死性肠炎

相对急性阑尾炎和急性胆囊这类常见的急腹症，急性出血性坏死性肠炎属于罕见的急腹症，但是其腹痛特点仍具有典型的急腹症腹痛的特点。急性出血性坏死性肠炎主要发生在小肠，与 C 型产气荚膜梭菌感染有关，这种细菌可寄生于不同的哺乳动物，人类病例罕见[20]。病情进展迅速，主要的临床表现为：腹痛、便血，便血的特点是有腥臭味的洗肉水便，发热、呕吐和腹胀，可以迅速发展为肠穿孔而出现弥漫性腹膜炎的体征，并出现休克的情况。由于病情发展迅速，以上症状出现的顺序可能不典型。腹痛为突然发生，患者感受到疼痛的部位在左上腹部、左中腹部或脐周，开始发生的腹痛本质上是一种内脏痛，疼痛感受的部位为内脏 – 躯体汇聚对应的体表牵涉痛。但是病情发展迅速，出现肠坏死穿孔时，炎性物质及肠内容物刺激壁腹膜，产生定位明确的躯体性疼痛，并出现腹膜炎的症状和体征。肠鸣音早期增强或正常，后期减弱。血常规检查可见白细胞明显升高，甚至可以高达 40×10^9/L，以中性粒细胞升高为主，红细胞和血红蛋白降低。腹部 X 线或 CT 检查，除可见肠麻痹、扩张、痉挛、狭窄、气液平面等表现外，还可见到肠壁间积气。

第二节　胃肠道急性穿孔性疾病

胃肠道的急性穿孔性疾病最常见的是胃十二指肠溃疡的穿孔，胃癌穿孔偶尔也可在临床上遇到；小肠穿孔多为外伤性，也可遇到伤寒引起的小肠穿孔。这类疾病突然起病，虽然发病时腹痛部位不同，但也有共同的临床特点。

一、胃十二指肠溃疡穿孔

胃十二指肠溃疡穿孔一般属于急性突发的腹痛，可伴有心动过速、呼吸急促和低血压。理论上穿孔前存在消化性溃疡症状的加重，典型的表现是在穿孔前几小时到数月有腹部疼痛的先兆或原有腹痛加重，但笔者在实际临床工作中见到的患者多数没有平素腹痛、反酸的情况。胃的内脏感觉神经支配来自 T(6)7 ~ 8(9)，十二指肠的神经支配来自 T6 ~ 8。对应的内脏 – 躯体汇聚的躯体神经支配区域为上腹部和背部。胃十二指肠溃疡的腹痛为慢性的上腹部疼痛，有时伴有背部疼痛。胃十二指肠溃疡穿孔后，胃液和胆汁流出，刺激壁腹膜，出现定位明确的腹部疼痛、腹肌紧张和腹部压痛。由于胃十二指肠溃疡穿孔发病突然，穿孔前也往往没有明显内脏痛和牵涉痛的阶段，因此一般只出现有单纯的腹壁躯体性疼痛，并且随着腹膜刺激范围的扩大，疼痛范围逐渐扩大。

二、胃癌穿孔

胃癌引起的穿孔与胃十二指肠溃疡穿孔引起的临床表现基本相同，除非穿孔前已经得到检查确诊，在急诊首诊时，一般易被考虑为胃十二指肠溃疡引起的穿孔，容易误诊，以下情况对提示胃癌穿孔有一定的提示意义。

·年龄，胃癌穿孔较消化溃疡的穿孔一般年龄偏大，多数在 40 岁以上。

·有恶性肿瘤的非特异性症状，包括乏力、贫血、进行性消瘦、呕血等。

·穿孔前有腹痛加重，溃疡性腹痛的规律性消失，抗酸药物治疗效果差。

然而，这些症状也可能出现在胃十二指肠溃疡穿孔中，需要认真鉴别，急诊情况下可借助 CT 等检查加以鉴别。

三、急性肠穿孔

急性肠穿孔的病因众多，外伤、溃疡、肠伤寒、肿瘤、坏死、憩室穿孔等都会导致肠穿孔，肠穿孔包括小肠和结直肠的穿孔。肠道穿孔的临床表现与胃十二指肠溃疡穿孔类似，表现为穿孔部位刺激壁腹膜的躯体性疼痛，表现为腹部疼痛、压痛、腹肌紧张、反跳痛，随着肠内容物的蔓延，腹痛范围逐渐扩大。肠道不同部位的穿孔，临床表现差异较大，小肠和盲肠、升结肠的穿孔，由于肠内容物为液体，流出肠道迅速，腹痛蔓延快；降结肠、乙状结肠、直肠的内容物为固体或半固体，内容物流出慢，腹痛范围扩展慢，但结肠穿孔后，由于肠内容物含有大量的细菌，腹腔的化脓性感染发展迅速。横结肠由于位置变异很大，穿孔后首先出现腹痛的部位差异也很大，可以在上腹部，也可以低至盆腔。需要注意的是，由于习惯性的常见病多发病思维，首先表现为右下腹部疼痛的肠穿孔，例如末端回肠肿瘤穿孔[21]、盲肠穿孔等，往往容易被误诊为急性阑尾炎。

四、中毒性巨结肠和爆发性结肠炎

中毒性巨结肠，也称为暴发性结肠炎，是一种严重威胁生命的危重症，通常发生在炎症性肠病（克罗恩病和溃疡性结肠炎），也可以发生在伪膜性肠炎中。尽管病因不同，但各种病因导致的中毒性巨结肠的诊断和处理相同。肠壁表面的细菌性渗出物引起肠管扩张、肠壁变薄、缺血、穿孔等病理改变，引起肠道内容物进入腹腔导致腹膜炎。主要表现为高热、严重腹痛、血样便、心动过速和白细胞升高。疾病发展迅速，因此内脏痛的阶段不明显，迅速转变为腹膜受刺激引起的躯体性疼痛，根据肠管穿孔的部位不同，首发腹痛部位也存在差异。影像学检查显示结肠直径可超过6cm[22]。

五、白塞病消化道穿孔

白塞病（Behcet 病）是一种慢性疾病，临床表现多样，主要表现为阿弗他口炎，生殖器疱疹与溃疡，眼部虹膜睫状体炎、角膜炎、葡萄膜炎、视网膜血管炎、前房积脓等，皮肤病变，关节痛，发热等。还可出现血管性的病变，表现为血栓性静脉炎和血栓性动脉内膜炎、动脉瘤、瓣膜病变等，以及由此而引起中枢神经系统的损害，如脑膜炎、脑梗死等，重要器官的栓塞，如肺栓塞等。口腔和生殖器溃疡相对为特征性的表现，最常见的表现为口腔溃疡[23]，可作为诊断的基础之一。白塞病包括多个类型，临床表现以消化道病变为主的被称为肠型白塞病，可出现从口腔到肛管和肛周的溃疡。与克罗恩病不同的是，白塞病的溃疡为圆形小溃疡，克罗恩病的溃疡为纵行的裂隙样溃疡，因此有时也表现为腹部的症状，需要与克罗恩病鉴别。少见情况下，可出现白塞病的消化道穿孔，多数为小肠，临床表现与小肠穿孔类似，结合全面的病史和体格检查，可以找到诊断的思路。

第三节　胃肠道梗阻或扭转

肠梗阻是常见的急腹症之一，肠梗阻的原因众多，包括肠粘连、粘连带压迫和肠扭转，不同部位的肠梗阻也有与解剖和生理功能相关的特征。

一、肠梗阻

肠梗阻一般是指小肠的梗阻，主要的原因是肠粘连导致小肠成角、粘连带压迫、肠扭转等，结肠梗阻的原因主要是肿瘤堵塞引起，也可见结肠的扭转，一般结肠梗阻都有特别说明为结肠梗阻。从幽门至盲肠，整个小肠长 270~290cm，十二指肠长约 20cm，空肠长约 100~110cm，回肠长约 150~160cm。空肠与回肠之间没有明显的界线，一般十二指肠都会特别被指出。临床所说的小肠，如果没有特指，一般是指空肠和回肠。空肠和回肠属于胚胎学上的中肠，内脏感觉受 T9~11 神经支配，对应的内脏－躯体汇聚的躯体神经支配区域为脐周和下腹部、腰部。

小肠梗阻的病理生理是：在梗阻的早期，小肠蠕动增强，以推动肠内容物通过梗阻部位。需要注意的是，在梗阻部位的近端和远端肠蠕动都同时增强，因此在不完全性小肠梗阻的早期，由于肠蠕动的增强，可能出现腹泻，在梗阻的后期，肠蠕动减弱，小肠变得无力和扩张。在梗阻的过程中，由于肠腔内积液，也存在水电解质平衡的问题。

小肠梗阻的主要症状表现是腹部绞痛、恶心、呕吐、腹胀、肛门停止排气排便。小肠对梗阻最开始的反应是强烈的蠕动，由于小肠通过增强收缩，这是一种痉挛性收缩，可引起腹部绞痛，其本质是小肠痉挛性收缩的肠绞痛，是一种真性内脏痛，是内脏痛中可以直接体会到的疼痛。由于内脏痛明显，牵涉痛可能不明显而被真性内脏痛所掩盖，从而没有表现出来，但在个体间存在差异，有的个体可能没有出现肠绞痛的症状，而是表现为腹部胀痛，这种疼痛也属于内脏痛，也可能有牵涉痛的成分。恶心、呕吐与肠梗阻的部位有关，高位肠梗阻更易出现恶心、呕吐，低位肠梗阻更易出现腹胀。肠梗阻早期，由于肠蠕动增强，肠鸣音活跃，后期肠蠕动减弱，即出现肠鸣音减弱。肠梗阻与急性阑尾炎、急性胆囊炎不同，没有明显的炎性渗出物，在小肠出现绞窄坏死之前，对壁腹膜的刺激不明显。当小肠出现绞窄坏死时，对壁腹膜形成刺激，导致腹膜炎的症状和体征，出现腹部压痛、腹肌紧张和反跳痛。虽然由于小肠功能的特点，肠梗阻时出现真性内脏痛，但肠梗阻仍然符合急性腹痛的神经学规律，由内脏痛向腹壁痛的转换或转移。

盲肠、升结肠及横结肠由内脏感觉 T9~11 神经支配，对应的躯体牵涉痛部位与小肠相似；降结肠内脏感觉由 L1~3 支配，对应的躯体牵涉痛部位为腹股沟区、会阴部、大腿上段；乙状结肠和直肠内脏感觉由 L3 ~ 4 支配，对应的牵涉痛部位为大腿下段和小腿，但在临床上罕见大腿和小腿的牵涉痛，但可以出现腰骶部的牵涉痛[24]。由于大肠是一个容纳性的器官，当肠内容物未到一定量时，以腹胀为主要表现，当肠内容超过大肠的容纳量，开始出现腹部胀痛，然后逐渐出现大肠排除肠内容物的痉挛性收缩时，即出现大肠的绞痛。当出现大肠绞窄坏死时，可出现刺激壁腹膜的躯体性疼痛。可见，大肠梗阻的疼痛特点也符合神经支配的规律，并有器官本身解剖生理的特征。

二、肠套叠

肠套叠是肠梗阻的一种特殊类型，成年人肠套叠多数是回肠与回肠的套叠或回肠与盲肠的套叠，多数伴有小肠肿瘤或 Meckel 憩室等病变，临床表现与肠梗阻一样，没有特异性，与一般肠梗阻不同的是，肠套叠常可以在体格检查时触及套叠的部位[25]，超声检查通常可以发现套叠的部位，CT 检查也是重要的诊断和鉴别诊断手段，表现为套叠部位同心圆的改变。

三、腹内疝

虽然手术后粘连带压迫引起的肠梗阻，本质上也是腹内疝，但一般腹内疝是指原发性的腹内疝，如十二指肠旁疝、肠系膜裂孔疝、文氏孔疝等。肠管(一般是小肠)进入各种隐窝、系膜，导致肠管嵌顿而引起肠梗阻的症状和体征，临床表现和肠梗阻一样，病变程度多变，可以从轻微的症状到肠管缺血坏死，一般都具有特征性的影像学检查表现，腹部 CT 检查是理想的检查和鉴别手段之一。腹直肌后鞘弓状下缘对腹腔脏器的卡压形成的腹内疝是临床诊断的难点，该病患者主要的陈述是下腹部疼痛，或左下腹或右下腹部疼痛，但是腹部无可见或可明显触及的包块，CT 检查也往往不以腹壁为关注点[26]，延误诊断将导致肠坏死，因此提高诊断的意识是提高诊断率的关键。

四、腹外疝嵌顿

腹股沟疝、股疝、脐疝的嵌顿，根据嵌顿的内容物是小肠或结肠，也会出现相应小肠或结肠梗阻的临床表现，一般都伴有局部的包块和疼痛等症状，只要正规查体，诊断并不难。临床上比较容易漏诊的是闭孔疝伴小肠嵌顿，对于肥胖的患者，股疝嵌顿也可被皮下脂肪所掩盖，而没有大腿内侧的包块。闭孔疝伴小肠嵌顿表现为小肠梗阻的症状，根据嵌顿肠管部位的不同，腹痛部位略有差异，一般表现为左侧或右侧下腹部的阵发性绞痛，对应的闭孔疝部位可见嵌顿的包块，但是由于闭孔疝发病率不高，位置隐蔽，并且部分患者在体表上没有可观察到的包块，肛门指诊或阴道指诊可触及盆腔前内侧壁条索状物或包块，伴有压痛。X 线和 CT 检查对诊断有提示意义。

五、假性肠梗阻

假性肠梗阻或称为假性结肠肠梗阻，是一种结肠扩张情况下，伴有结肠梗阻的症状和体征，但无实质机械性肠梗阻存在的一种临床综合征。本综合征于 1948 年由 Willian Heneage Oglvie 所描述，因此也被称为 Oglvie 综合征。假性肠梗阻分为原发性假性肠梗阻和继发性假性肠梗阻。原发性假性结肠梗阻是由于肠壁肌肉或神经支配异常引起，一般表现为全胃肠道的假性肠梗阻；继发性假性结肠梗阻与药物、创伤等因素有关，如剖宫产等，其确切的病因尚不明确。假性结肠梗阻主要表现为腹胀、腹痛，以腹胀为主，腹痛一般较轻，或者无明显腹痛，肠鸣音正常或减弱，腹部无压痛，无腹肌紧张，肛门排气正常，影像学检查排除机械性肠梗阻的可能。本病属于罕见病，往往呈急性发病，但持续较长的病程，甚至逐渐呈慢性病程进展，正确的诊断有赖于对疾病的认识[27]。

六、肠扭转

肠扭转是临床常见的急腹症之一，常见于小肠，也可见于乙状结肠、横结肠和回盲部。临床表现与相应部位的肠梗阻类似，但起病更为突然。肠扭转的解剖学基础是：肠系膜或肠管过长，肠管活动度过大，肠系膜粘连导致肠系膜聚集，从而导致肠管集中。进食过快或饱食后身体由前屈状态突然改为直立等促使肠管位置急剧改变的因素，均可能诱发肠扭转的发生。肠扭转的临床表现与肠梗阻类似，但更为急骤。小肠的扭转一开始即表现为剧烈的腹部绞痛，为真性内脏痛；但结肠的扭转开始腹痛可能较轻，疼痛的性质可能是内脏－躯体汇聚引起的牵涉痛。一般肠扭转全身情况恶化迅速，可较早出现休克症状。由于肠扭转导致肠管集中在一个部位，有时可以触及边界不清的质软的包块。发生肠坏死时，炎症物质可刺激壁腹膜，出现躯体性疼痛。单纯根据临床表现难与肠梗阻鉴别。肠扭转在影像学上一般具有典型的征象，例如乙状结肠扭转的马蹄征[28]，右下腹部单独的液气平面、盲肠扩张、结肠无扩张为盲肠扭转的影像学表现[29]，因此 X 线或 CT 检查是较为理想的辅助诊断手段。

七、急性胃扭转

急性胃扭转是一种少见病，可能沿胃的纵轴扭转，也可能沿胃的垂直轴扭转。以沿胃的纵轴扭转多见，并且多数伴有横膈的缺损，如膈疝或食管裂孔疝等，有时肝脏部分切除，破坏了固定胃的韧带和筋膜[30]，也是胃扭转的病因之一；而沿垂直轴扭转的，一般是不完全性扭转，容易反复发作。急性胃扭转临床表现为急性腹痛、腹胀、恶心呕吐，可伴有上消化道出血。急性胃扭转的疼痛表现符合神经学支配的原理，根据胃扭转的程度，可能是真性内脏痛，伴有或不伴有背部的牵涉痛，同时由于胃的扭转导致机械性梗阻，患者恶心明显，而呕吐较少，同时胃管也难以插入。突发严重的持续性上腹部疼痛、反复恶心伴少量呕吐、胃管无法通过，称为Borchardt 三联症。确诊依赖影像学和胃镜等检查。

八、急性胃扩张

急性胃扩张通常发生于暴饮暴食之后，或者虽然进食不多，但在严重的情感因素或创伤之后，也可能发生急性胃扩张。急性胃扩张一般发生在大量进食或快速进食后 1～2h，开始表现为上腹部或脐周胀痛，呈持续性或阵发性，或阵发性加重，伴有腹胀或饱胀感、呕吐、呃逆。查体可见腹部膨胀，以上腹部明显，腹肌软，腹部压痛，无反跳痛，可闻及振水音。疼痛感是由于胃扩张引起，这种情况一般为内脏躯体性牵涉痛，机体感知的是由于内脏－躯体汇聚的躯体神经支配区域的牵涉痛。由于胃极度扩张无力，患者虽然出现呕吐，但呕吐量不多。患者烦渴明显，但随饮随吐。X 线检查可见扩大的胃泡或胃内食物残渣影像。

九、大网膜扭转

大网膜是膜状器官，存在扭转的解剖学条件，但临床上大网膜扭转罕见。大网膜的扭转可分为原发性和继发性两种，原发性大网膜扭转无明确的病因，继发性大网膜扭转可能伴随疝、肿瘤、腹腔粘连等因素发病。大网膜沿其长轴的轴向逆转，根据扭转的程度不同，临床表现有较大的差异。扭转足够紧时，可以影响大网膜的动脉血供和静脉回流，导致大网膜坏死。大网膜来自胃大弯，属于胚胎时前肠的发育产物，神经支配与前肠相同，为 T(6)7～8(9)，腹痛也具有相同的神经支配规律的特点，一般表现为上腹部和胸部的内脏躯体性牵涉痛[31]。

　　本病发病率低，文献多为个案报道。从目前的文献看，患者多表现为右下腹部疼痛[32]，可伴有胃肠道反应，如恶心、呕吐等，可能与大网膜扭转通常发生于右侧有关，容易与急性阑尾炎及急性胆囊炎等疾病混淆。当扭转程度不大，没有发生大网膜坏死时，腹痛程度可能不重，表现为上腹部的疼痛或伴有背部的疼痛，或者只有轻微的不适，这种疼痛属于牵涉痛；当扭转程度重时，大网膜可发生坏死，出现剧烈的腹部疼痛，坏死的物质刺激腹壁，可能发生腹膜刺激的躯体性疼痛和腹膜炎体征，因为属于非感染性炎症，体温一般正常。体格检查有时可触及右下腹部肿物，质地软，腹部压痛、腹肌紧张伴有反跳痛，尤其以右下腹部最明显。腹腔穿刺有时可抽出血性液体。因临床表现与急性阑尾炎类似，主要与急性阑尾炎进行鉴别诊断。大网膜扭转无感染性炎症的表现，如发热、白细胞升高等。仔细询问病史和体格检查，结合超声和 CT 等检查，可以有效进行鉴别。国内王延明等[33]认为，以下情况可考虑为大网膜扭转：①腹痛发生于剧烈活动或突然改变体位后；②原本就有腹部肿块和大网膜粘连的因素，突然出现剧烈疼痛，并伴有腹部压痛性包块；③较早出现弥散性腹膜炎体征，但腹肌紧张不明显；④临床表现酷似急性阑尾炎，但消化道症状不明显，查体腹部压痛范围多较急性阑尾炎广泛；⑤腹部超声或 CT 检查发现腹腔有边界不清、形态不规则的肿块，以及不明原因的腹腔血性积液并排除腹腔脏器病变。

十、急性胆囊扭转

　　急性胆囊扭转属于罕见病，具有明显系膜的胆囊，最容易发生急性胆囊扭转。多数突然起病，表现为急性剧烈的上腹部剧烈疼痛[34]，这种器官扭转引起的疼痛属于真性内脏痛，呈持续性，也可出现右侧肩背部疼痛，为牵涉痛，同时可伴有恶心、呕吐的胃肠道反应。当胆囊出血坏死时，炎性物质刺激壁腹膜，出现躯体性疼痛，呈压痛、肌紧张和反跳痛，有时也可触及肿大和有压痛的胆囊。胆囊扭转时，由于血供和血液回流中断，炎性物质无法进入血液循环，对全身影响不大，因此开始时并无发热及白细胞升高的现象，但在此后的病情发展中会逐渐出现。高瘦体型者通常具有明显的胆囊系膜，但并非绝对，临床上也可见矮胖体型患者的胆囊扭转。

十一、急性肠脂垂炎

急性肠脂垂炎是由于肠脂垂扭转引起的缺血引起，也可以继发于其他疾病，如结肠憩室、急性阑尾炎或血栓等，是一种罕见的急腹症。个案报道的病例主要表现为下腹部疼痛，这种疼痛属于脏器缺血引起的内脏痛，临床表现为感觉神经在脊髓后角内脏－躯体汇聚引起的牵涉痛。肠脂垂与所在的结肠具有相同的内脏感觉神经支配，根据病变肠脂垂所在结肠部位的不同，表现为左下腹部或右下腹部疼痛，容易被误诊为急性阑尾炎或急性憩室炎。急性肠脂垂炎的临床特点与肠脂垂扭转的病例特点符合，特征性的表现是[35]突发性腹痛，疼痛部位不随病程变化，疼痛持续而强烈，运动和咳嗽可加重疼痛。急性肠脂垂炎无须手术治疗，正确的诊断对于避免手术仍然具有重要的意义，但是本病罕见，临床诊断困难，虽然文献报道先进的 CT 等影像学检查可以提供诊断的线索[36]，但确诊都是在手术中，因此笔者认为：在实际的临床工作中，还是存在实际的困难，但提高诊断思维，保持对该病的敏感性仍然很有必要。

第四节　腹腔实质性器官急症

与急腹症有关的腹腔实质性脏器主要是肝脏、胰腺和脾脏，急性胰腺炎是其中常见的急腹症之一。

一、急性胰腺炎

胰腺位于第一腰椎前方的后腹膜，分为头、颈、体尾四部分，胰腺内脏感觉为左侧 T8 神经支配，相应的内脏－躯体神经汇聚对应的体表为上腹部和侧背部。急性胰腺炎的病因为过量酒精摄入、暴食、胆管结石；其他因素包括药物，如磺胺类、甲硝唑、红霉素、四环素、噻嗪类利尿剂等药物，也可以引起急性胰腺炎；高脂血症[37]和高钙血症也是急性胰腺炎的病因之一，需要注意的是妊娠也可以引起高脂血症、糖尿病等，因此妊娠也是急性胰腺炎的病因之一[38]。急性胰腺炎的具体病理生理学机制并不明确，结果是胰腺的自我消化。急性胰腺炎时首先出现的是内脏痛，这种内脏的感受并不明显，因此往往表现为牵涉痛，即背部和（或）上腹部的疼痛，也可见脐周疼痛，多数患者出现恶心呕吐。因胰腺为腹膜后器官，并且胰腺前面有横结肠、大网膜的阻隔，因此轻型急性胰腺炎对壁腹膜的刺激并不明显，压痛不明显或没有压痛，但急性重症胰腺炎腹部膨隆，伴有腹膜刺激征，如腹部压痛、腹肌紧张和反跳痛。由于急性胰腺炎不像阑尾和胆管等管道器官病变，阑尾和胆囊的扩张或压力升高更可能出现内脏痛，当急性胰腺炎没有发展到刺激腹腔壁腹膜前，疼痛的性质为牵涉痛，因此患者的疼痛症状和体检的压痛，并不能反映病情的程度。重症胰腺炎患者可出现两侧腹部和脐周的瘀斑，分别称为 Grey Turner 征和 Cullen 征，提示后腹膜出血。胆总管结石或胰头严重水肿者，可出现黄疸。少数情况下，可出现胸腔积液，多见于左侧胸部。可见，急性胰腺炎的临床表现，也符合神经支配的规律，并具有其自身解剖和局部解剖因素带来的特点，具有内脏痛、牵涉痛和躯体痛的转变规律。

二、肝脏破裂或肝脏肿物破裂

外伤性的肝脏破裂一般有明确的外伤史，容易考虑到诊断问题；自发性的肝脏破裂很罕见，相对多见的是肝脏肿物或肿瘤的破裂，如肝癌、肝腺瘤或肝脏海绵状血管瘤的破裂。肝脏肿物破裂引起的腹痛是突发性的，由于破裂产生的物质如血液等刺激壁腹膜，引起的是定位明确的躯体性疼痛。随着这些物质的扩展，腹痛范围扩大，并扩张至全腹部，同时出现相应的腹部压痛、腹肌紧张和反跳痛。肝脏肿物破裂的出血程度差异较大，出血多时可伴有贫血和休克的表现，尤其以肝脏海绵状血管瘤破裂时明显。诊断性腹腔穿刺有助于诊断，超声、CT 等影像学检查有助于发现肝脏的病变。

三、脾破裂

脾脏与肝脏一样是容易破裂的器官，外伤性脾破裂也是外伤常见的并发症之一。病理性的脾脏也可自发性破裂，有明确的诱因，容易考虑到诊断问题。脾破裂的临床表现与肝脏相同，表现为突发性的腹痛，为刺激壁腹膜的躯体性疼痛，可伴有左肩部的牵涉痛，腹部压痛、腹肌紧张，伴有反跳痛，并且随着血液的流动，腹痛范围扩大，随着出血的增加，出现休克现象。其诊断与肝脏破裂一样，诊断性腹腔穿刺、超声和 CT 等检查是诊断的主要手段。

四、肝脓肿

由于医疗卫生条件的提高，肝脓肿目前发病率较低，肝脓肿主要包括细菌性肝脓肿和阿米巴性肝脓肿；也可见巨细胞病毒和真菌性肝脓肿，主要见于免疫能力受损的情况。肝脓肿的感染来源通道包括门静脉、胆管、肝动脉、肝下或膈下脓肿的直接扩散、直接外伤带入。肝脏内脏感觉为右侧 T(5)6~8(9)，对应的内脏－躯体汇聚部位为右上腹部和右侧背部。肝脓肿的临床表现主要是发热、寒战、腹痛。由于肝脏的解剖关系，炎性物质容易对全身造成影响，因此肝脓肿早期往往表现为发热和寒战。肝脏病变的疼痛是一种内脏痛，无真正的疼痛感受，因此腹痛的表现实际是由于内脏－躯体汇聚引起的牵涉痛，表现为右上腹部的疼痛，也可能存在右侧背部的牵涉痛。根据脓肿的大小和部位，可能存在压痛的可能。肝脏脓肿可能影响右侧胸腔和肺，出现胸膜渗出和肺炎的表现，胸片检查有间接的提示意义。实验室检查除了感染的表现外，常出现肝酶的异常，超声和 CT 等检查有助于确诊。

五、脾扭转

脾扭转见于游走脾，是一种先天性的脾脏悬韧带松弛，或者年轻或中年经产妇脾活动度过大导致脾扭转；也可能合并有其他先天性疾病，如膈疝；近年来减重手术袖状胃切除术后[39]，也是脾扭转的原因之一。脾脏为左侧 T6~8 神经支配，对于躯体－内脏汇聚的躯体神经支配区域为左侧上腹部或左侧背部。脾扭转的症状与扭转的程度相关，完全扭转导致脾蒂血管闭塞，出现突发性的剧烈腹痛，为内脏缺血引起的真性内脏痛，疼痛程度相当激烈，伴有明显的痛苦表情；不全扭转者症状较轻，相对常见，表现为间断的上腹部或左上腹部疼痛，一般疼痛较轻，也可出现左侧背部疼痛，疼痛的性质为内脏躯体牵涉痛。当脾脏坏死、出血，刺激壁腹膜时，出现的疼痛定位明确，为躯体性疼痛。根据扭转后脾脏的位置不同，有时可能触及扭转后的脾脏。由于本病罕见，临床表现多样，且缺乏特异性[40]，因而诊断较为困难，影像学检查有助于确诊。

第五节 腹腔脏器血管病变

腹腔动脉的栓塞和静脉血栓形成也是腹部外科急症之一，主要疾病包括肠系膜上动脉或其分支栓塞、肠系膜上静脉血栓形成、门静脉血栓形成、肝静脉血栓形成、脾脏梗死、肾脏梗死等。动脉栓塞性疾病一般都有易形成血栓的因素，如心房颤动、细菌性心内膜炎、动脉硬化等。

一、肠系膜上动脉或其分支栓塞

肠系膜上动脉栓塞是罕见的急腹症之一，以急性腹痛起病，为持续性的脐周全腹部疼痛，疼痛剧烈，并呈阵发性加重，大剂量解痉剂或镇痛药物也无法缓解，可出现恶心、呕吐，出现肠坏死后可有便血。查体：腹部膨隆，开始时腹软，当出现肠坏死时出现腹肌紧张、压痛，肠鸣音减弱或消失。有时也可出现肠系膜上动脉的分支栓塞，腹痛程度稍轻。肠系膜上动脉主要为小肠提供血供，小肠的病变表现为以脐周为中心的全腹部疼痛，体现了中肠神经支配的特点，根据缺血的程度，疼痛的性质可能是内脏躯体性牵涉痛或真性内脏痛，或者两者兼而有之，但是轻微的缺血一般不引起明显的症状，因此以缺血引起的真性内脏痛为主。当未出现肠坏死时，肠系膜上动脉栓塞的临床特点是症状重、体征轻，这是因为这种疼痛是一种真性内脏痛。当出现肠坏死时，坏死物质刺激壁腹膜，即开始出现躯体性疼痛。慢性的肠系膜上动脉及其分支的阻塞，可以引起小肠慢性缺血，表现为餐后腹痛、恶心、腹泻和体重减轻[41]。餐后腹痛是因为进食后小肠对血供的需求增加，引起相对缺血状态的内脏躯体牵涉性疼痛；长期的病变，导致营养吸收障碍，引起体重减轻、

二、肠系膜上静脉血栓形成

肠系膜上静脉血栓形成与血液高凝状态、手术创伤后等因素有关，血栓形成是一个渐进的过程，一般肠系膜上静脉血栓形成是相对缓慢的过程，大部分患者有较长时间的病史，一般表现为腹痛，呈局限性或全腹性，为间歇性绞痛，解痉剂疗效不佳，但一般疼痛不严重，可伴有恶心、呕吐。查体无腹部体征，腹痛的症状与体征不相符也是其特点之一。

三、急性门静脉血栓形成

急性门静脉血栓形成一般发生在脾功能亢进、脾切除术后，与血小板增多导致血液的高凝状态有关，也可见与门腔分流术、化脓性门静脉炎等疾病的过程中。临床特点为：起病急骤，剧烈的腹痛，一般为右上腹疼痛，发热，腹胀，轻度腹肌紧张，迅速发生量多的腹水与脾大。

四、急性肝静脉血栓形成

急性肝静脉血栓形成非常罕见，发病急骤，以上腹部剧烈疼痛为主要临床表现，肝脏大，短期内出现大量腹水，并难以消退，可伴有呕吐。

五、脾脏梗死

脾脏梗死也是一种非常罕见的腹部急症，以突发性左上腹部激烈疼痛为主要表现，为真性内脏痛，可伴有左侧肩胛部牵涉痛，脾大，脾曲可闻及摩擦音。

六、肾脏梗死

肾脏梗死一般合并易形成血栓的基础疾病，也是突然发病，以腰部及胁腹部剧烈疼痛为主，可伴有血尿。

七、腹主动脉瘤

腹主动脉瘤常见于中老年人，多于体检时发现，腹部症状可从上腹部轻微不适到激烈的疼痛，差异很大，可触及腹部搏动性的肿物。腹部或背部剧烈疼痛提示动脉瘤渗漏或破裂，常伴有失血的体征。

第六节　小　结

急腹症通常属于外科疾病，以局限的脏器开始发病，然后逐渐影响周围脏器和全身，并且急腹症起病急。一般而言，心理因素相关的疼痛影响小（除非存在精神、心理疾病的基础），因而急腹症的腹痛是比较"单纯"因素的腹痛。这个特点决定了急腹症的腹痛符合疼痛神经解剖学原理，也与病变器官的解剖和功能有直接的相关性。由于病变具有局限性脏器或局部解剖的特点，因此具有特征性的临床体征，如 Murphy 征等（表 3 - 1），这些体征可以为临床思维提供参考。熟悉各种疾病的特点是诊断的基础，在此基础上，结合详细的临床资料，可以做出相应的分析。

急腹症的诊断思路是：

·全方位收集临床资料，根据临床特点，做出经验性或印象性的诊断。

·分析疼痛特点是否符合神经学的原理。

·分析症状出现的先后顺序，是否符合病变器官的解剖和生理特点。

·总结分析结果，进行有针对性的辅助检查。

病史和体格检查是急腹症诊断的基础[42]，但最重要的是如何用一种理论和思维去统御这些病史和体格检查，对其进行合理分析，从而得出初步的诊断，再进行针对性检查。

表 3 - 1　急腹症的腹部体征[1]

体　征	描　述	诊断/状态
Aaron 征	持续在 Mcburney 点加压导致胃周或前胸壁疼痛或压迫感	急性阑尾炎
Basler 征	在腹壁和髂肌间压迫阑尾产生的尖锐疼痛	慢性阑尾炎
Blumberg 征	短暂的腹壁反跳痛	腹膜炎症
Carnett 征	当腹壁肌肉收缩时腹部压痛消失	腹腔内来源的腹痛
Chandelier 征	晃动宫颈时下腹部和盆腔痛	盆腔炎症性疾病
Charcot 征	间歇性右上腹痛、黄疸、发热	胆总管结石
Claybrook 征	通过腹壁听到的呼吸音和心音增强	腹壁脏器破裂
Courvoisier 征	黄疸状态下触及肿大胆囊	十二指肠乳头周围肿瘤
Cruveihier 征	脐周静脉曲张（海蛇头）	门脉高压
Cullen 征	脐周淤斑	腹腔出血
Danforth 征	吸气是肩部疼痛	腹腔出血
Fothergill 征	不跨越中线的腹壁包块且当腹肌紧张时仍可触及	腹直肌血肿
Grey Turner 征	侧腹部的局部颜色变化	急性出血性胰腺炎
髂腰肌（Iliopsoas）征	对抗阻力的抬高和伸展下肢产生疼痛	阑尾炎伴盲肠后脓肿

体　征	描　述	诊断/状态
Kehr 征	仰卧位按压左上腹出现左肩疼痛	腹腔出血(特别来源于脾)
Mannkopf 征	按压疼痛的腹部时脉率增加	装病时不出现
Murphy 征	对右上腹部加压时产生疼痛	急性胆囊炎
闭孔(Obturator)征	仰卧位屈曲外旋右腿产生下腹疼	盆腔脓肿或盆腔炎性包块
Ransohoff 征	脐部颜色变黄	胆总管破裂
Rovsing 征	左下腹部加压导致 Mcburney 点疼痛	急性阑尾炎
Ten Horn 征	轻柔牵拉右侧睾丸导致疼痛	急性阑尾炎

（邹湘才　李　亮　刘　铮）

参考文献

[1] Townsend CM, Beauchamp RD, Evers BM, et al. 彭吉润，王杉，主译. 克氏外科学 [M]. 19 版. 北京：北京大学医学出版社，2015：1187 – 1206.

[2] Pereira B, Mendes CA, Ruano RM, et al. Acute appendicitis may no longer be a predominant disease of the young population[J]. Anaesthesiol Intensive Ther, 2019, 51(4)：283 – 288.

[3] Grosfeld JL, O' Neill JA, Fonkalsrud EW, et al. 吴晔明，主译. 小儿外科学[M]. 6 版. 北京：北京大学医学出版社，2009：1532 – 1542.

[4] Aptilon Duque G, Mohney S. StatPearls [Internet]：Appendicitis in Pregnancy[M]. Treasure Island (FL)：StatPearls Publishing, 2019：1 – 8.

[5] Hammood ZD, Salih AM, Mohammed SH, et al. Enterobius vermicularis causing acute appendicitis, a case report with literature review [J]. International Journal of Surgery Case Reports, 2019, 63：153 – 156.

[6] Sánchez – Sierra LE, Martínez – Quiroz RA, Antúnez HS, et al. Right Testicular Artery Occlusion and Acute Appendicitis by Angiostrongylus costaricensis [J]. Case Rep Surg, 2019, 2019：5670802. doi：10.1155/2019/5670802.

[7] Kristek J, Kudla M, ChlupacJ, et al. Acute appendicitis in a patient after a uterus transplant：A case report [J]. World J Clin Cases, 2019, 7(24)：4270 – 4276.

[8] EndoK, SatoM, Saga K, et al. Torsion of vermiform appendix：case report and review of the literature [J]. Surgical Case Reports, 2020, 6(1)：6.

[9] TuncerAA, Cavus S, Balcioglu A, et al. Can mean platelet volume, Neutrophil – to – Lymphocyte, Lymphocyte – to – Monocyte, Platelet – to – Lymphocyte ratios be favourable predic-

tors for the differential diagnosis of appendicitis[J]. J Pak Med Assoc, 2019, 69(5): 647 – 653.

[10] Albeeshi MZ, Alwanyan AA, Salim AA, et al. Appendiceal diverticulitis presenting as acute appendicitis diagnosed postoperatively[J]. Journal of Surgical Case Reports, 2019, 2019 (12): rjz332.

[11] Kamal MU, Baiomi A, Balar B. Acute Diverticulitis: A Rare Cause of Abdominal Pain[J]. Gastroenterol Res, 2019, 12(4): 203 – 207.

[12] Contini S. Typhoid intestinal perforation in developing countries: Still unavoidable deaths? [J]. World J Gastroenterol, 2017, 23(11): 1925 – 1931.

[13] Ahmedullah H, Khan FY, Maslamani MA, et al. Epidemiological and Clinical Features of Salmonella Typhi Infection Among Adult Patients in Qatar: A Hospital – based Study [J]. Oman Medical Journal, 2018, 33(6): 468 – 472.

[14] Hélias M, Planchon J, Bousquet A, et al. Salmonella enterica serovar enteritidis peritonitis with spontaneous intestinal perforation in an immunocompetent patient[J]. BMJ Case Rep, 2019, 12(3): e228027.

[15] Roumen RMH, Vening W, Wouda R, et al. Acute Appendicitis, Somatosensory Disturbances ("Head Zones"), and the Differential Diagnosis of Anterior Cutaneous Nerve Entrapment Syndrome (ACNES) [J]. J Gastrointest Surg, 2017, 21(6): 1055 – 1061.

[16] Kularatna M, Chung L, Devathasan J, et al. Prospective Validation of the APPEND Clinical Prediction Rule for Appendicitis: A Cohort Study[J]. Journal of surgical research, 2020, 248: 144 – 152.

[17] Singal R, Zaman M, Sharma BP. Unusual Entities of Appendix Mimicking Appendicitis Clinically – Emphasis on Diagnosis and Treatment [J]. Maedica (Bucur). 2017, 12(1): 23 – 29.

[18] Khan MS, Shahzad N, Arshad S, et al. Seasonal Variation in Acute Cholecystitis: An Analysis of Cholecystectomies Spanning Three Decades [J]. J Surg Res, 2020, 246: 78 – 82.

[19] 八尾恒良, 饭田三雄, 主编. 韩少良, 郑晓风, 周宏众, 主译. 小肠疾病临床诊断与治疗[M]. 北京: 人民军医出版社, 2008: 88 – 89.

[20] Popescu F, Wyder M, Gurtner C, et al. Susceptibility of primary human endothelial cells to C. perfringens beta – toxin suggesting similar pathogenesis in human and porcine necrotizing enteritis [J]. Vet Microbiol, 2011, 153(1 – 2): 173 – 177.

[21] Goldstone RN, Steinhagen RM. Abdominal Emergencies in Inflammatory Bowel Disease[J]. Surg Clin N Am, 2019, 99(6): 1141 – 1150.

[22] Asenov Y, Genadiev S, Timev A, et al. Ruptured desmoid Tumor imitating acute appendicitis—a rare reason for an emergency surgery[J]. BMC Surgery, 2019, 19(1): 194.

[23] Davatchi F. Behçet's disease[J]. Int J Rheum Dis, 2018, 21(12): 2057 – 2058.

［24］胡品津，谢汕茂．内科疾病鉴别诊断学［M］．6 版．北京：人民卫生出版社，2014：464.

［25］Patsikas MN, Papazoglou LG, Paraskevas GK. Current Views in the Diagnosis and Treatment of Intestinal Intussusception［J］. Top Companion Anim Med, 2019, 37：100360.

［26］Bloemen A, Kranendonk J, Sassen S, et al. Incidence of arcuate line hernia in patients with abdominal complaints：radiological and clinical features［J］. Hernia. 2019, 23（6）：1199 − 1203.

［27］Gabbard SL, Lacy BE. Chronic Intestinal Pseudo − Obstruction［J］. Nutrition in Clinical Practice, 2013, 28（3）：307 − 314.

［28］Xiang H, Han J, Ridley WE, et al. Horseshoe sign：Sigmoid volvulus［J］. J Med Imaging Radiat Oncol, 2018, 62 Suppl 1：85 − 86.

［29］Zabeiroua AA, Belghalia H, Souiki T, et al. Acute cecal volvulus：A diagnostic and therapeutic challenge in emergency：A case report［J］. Annals of Medicine and Surgery, 2019, 48：69 − 72.

［30］Lee HS, Jung EJ, Park JS, et al. Chronic Gastric Volvulus as a Late Complication of Hepatectomy for Hepatoblastoma in a Child：A Case Report［J］. Pediatr Gastroenterol Hepatol Nutr, 2019, 22（6）：608 − 612.

［31］Yi SW. Omental fat necrosis without torsion mimicking ovarian cyst torsion［J］. Eur J Obstet Gynecol Reprod Biol, 2018, 225：261 − 262.

［32］Karanikas M, Kofina K, Boz Ali F, et al. Primary greater omental torsion as a cause of acute abdomen—a rare case report［J］. Journal of Surgical Case Reports, 2018, 2018（8）：1 − 3.

［33］王延明，岳海岭，茆成祥，等．大网膜扭转 13 例诊治分析［J］．临床急诊杂志，2015, 16（3）：232 − 233.

［34］Abou Sleiman C, Terro JJ, Semaan DB, et al. Gallbladder Volvulus：An Unusual Presentation［J］. Am J Case Rep, 2019, 20：1879 − 1882.

［35］Yang L, Jia M, Han P. Primary epiploic appendagitis as an unusual cause of acute abdominal pain in a middle − aged male：A case report［J］. Medicine, 2019, 98（33）：e16846.

［36］Huang K, Waheed A, Juan W, et al. Acute epiploic appendagitis at the tip of the appendix mimicking acute appendicitis：A rare case report with literature review［J］. World J Gastrointest Surg, 2019, 11（8）：342 − 347.

［37］Timilsina S, Timilsina S, Mandal A, et al. Triad of Diabetic Ketoacidosis, Hypertriglyceridemia, and Acute Pancreatitis：Severity of Acute Pancreatitis May Correlate with the Level of Hypertriglyceridemia［J］. Cureus, 2019, 11（6）：e4930.

［38］唐敏，许建明．妊娠合并急性胰腺炎研究进展［J］．中华胰腺病杂志，2019, 19（5）：386 − 391.

［39］Camarillo G, KopelmanY, Daskal Y, et al. Wandering spleen：a rare complication of sleeve gastrectomy[J]. BMJ Case Rep, 2019, 12(12)：e232494.

[40] Reisner DC, Burgan CM. Wandering Spleen：An Overview[J]. Curr Probl Diagn Radiol, 2018, 47(1)：68－70.

[41] Huynh C, Schwartz R. Symptomatic Delayed Aortic Dissection After Superior Mesenteric Artery Stenting for Chronic Mesenteric Ischemia[J]. Vasc Endovascular Surg, 2017, 51(6)：377－379.

[42] 段斌炜，粟光明. 急腹症诊断和鉴别诊断的临床思考[J]. 国际外科学杂志，2019，46(10)：649－651.

第四章 泌尿生殖系统疾病相关的急性腹痛

泌尿系统和生殖系统的疾病常表现为腹痛，尤其这两个系统的急症，基本上均以急性腹痛为主要临床表现，并且泌尿生殖系统的急症与外科急腹症具有类似的特点，存在明显的疼痛神经学规律。

第一节 妇产科疾病

妇产科的急症在疼痛的本质上与外科急腹症类似，疼痛的特点都可以用神经学的原理来解释，同时也带有妇产科疾病的特点。

一、异位妊娠破裂

异位妊娠常见的是输卵管妊娠，多数患者有不孕和输卵管疾病的病史[1]。输卵管的感觉神经支配为 T(12)~L1/2，对应的内脏-躯体汇聚躯体神经支配的区域为下腹部、腹股沟区、大腿内侧、腰骶部。输卵管妊娠的临床表现与受精卵着床部位、有无流产或破裂以及出血量有关。输卵管是相对狭窄的管道，输卵管妊娠到一定的时间后即流产或破裂。输卵管妊娠一般有停经的情况，也有将不规则阴道出血误认为是月经，而导致停经史不准确。输卵管没有破裂前，由于胚胎逐渐生长，刺激输卵管的内脏感觉神经引起内脏痛，但在患者的感受上，是内脏-躯体汇聚对应的躯体感觉区域的症状，表现为同侧下腹部的胀痛、隐痛或酸胀感，性质为内脏躯体牵涉痛，伴恶心、呕吐、尿频。查体可触及附件区压痛的包块。当输卵管妊娠破裂时，患者出现突发的患侧撕裂样疼痛，血液等物质刺激壁腹膜，产生躯体性疼痛，将宫颈轻轻上抬或左右摇晃时，刺激壁腹膜，引起剧烈的疼痛，为输卵管妊娠破裂主要的特征之一，称为宫颈举痛。输卵管妊娠流产，胚胎死亡时，常有不规则阴道出血，呈深褐色，量少，一般不超过月经量，伴有蜕膜管型或蜕膜碎片排出，阴道出血在蜕膜完全去除后才能停止。输卵管妊娠破裂的出血，往往出血量大，易出现休克症状，主要表现为腹腔积血，与阴道出血量不成比例。卵巢的异位妊娠与输卵管妊娠症状类似，腹腔、盆腔或其他脏器的异位妊娠症状与解剖部位的特点有关。腹腔穿刺、阴道后穹隆穿刺、妊娠试验、超声检查等都有利于确诊。

二、子宫内膜异位症

子宫内膜异位症主要的症状是痛经和下腹部疼痛，可以出现阴道、会阴、肛门或大腿的牵涉痛，常于月经来潮前 1~2d 开始，月经第 1 天最重，然后逐渐减轻，至月经干净时结束，然后逐渐转变为慢性疼痛，周期性发作。疼痛程度与子宫内膜异位病灶无直接的关系，有时异位子宫内膜病灶破裂，可以出现突发性的剧烈腹痛，属于壁腹膜受刺激的躯体性疼痛。子宫内膜异位症通常还合并月经不调和不孕等问题，直肠子宫内膜异位症还可出现便血，与大肠肛门病变，如痔病及肿瘤等的出血不同的特点是月经期便血。子宫内膜异位症还可出现性交痛，一般为深部性交痛，与性交时宫颈受到触碰、子宫收缩上升，刺激子宫内膜异位病灶有关，多见于直肠子宫陷凹的子宫内膜异位症，也见于子宫内膜异位病灶与子宫粘连固定的情况，此外有的患者灌肠时也可出现疼痛或疼痛加剧，与性交痛原理类似。

三、卵巢囊肿扭转

卵巢的内脏感觉为 T10 支配，相应的内脏-躯体汇聚的躯体神经支配的牵涉痛区域为脐周及下腹部、腰骶部。卵巢属于实质性器官，囊肿的缓慢长大，没有造成空腔或管道器官的梗阻和被动扩张，因此一般没有感觉，也罕见牵涉痛，但囊肿内出血，突然增大，可引起较明显的牵涉痛。卵巢囊肿扭转可致右下腹部或左下腹部疼痛、压痛，突然站立或弯腰时可使疼痛加剧，这时仍为内脏痛，若扭转复位可使疼痛减轻或消失。囊肿破裂或卵巢坏死时，可出现腹膜刺激征，引起躯体性疼痛。可伴发热、恶心、呕吐。查体：腹部压痛，根据囊肿的大小不同，查体可触及肿物。

四、流　产

流产可有各种类型，包括先兆流产、难免流产、不全流产、完全流产、稽留流产、习惯性流产。主要表现为阴道流血、阵发性腹痛、阴道排液。流产的腹痛是子宫收缩引起，属于真性内脏痛，在感受部位上是下腹部正中疼痛。

五、急性盆腔炎

急性盆腔炎通常有比较明确的病因，如产后或流产后的感染、经阴道手术、经期卫生问题、毗邻器官感染的蔓延等。表现为下腹部疼痛、寒战、发热、腹胀，若炎症蔓延，可出现下腹部疼痛等腹膜炎体征，急性盆腔炎的腹痛是盆腔壁腹膜受刺激引起的躯体性疼痛。妇科检查可见脓性物质从宫颈流出，宫颈举痛，后穹隆穿刺可抽出脓液。盆腔的炎症可刺激盆腔脏器，引起相应的症状。刺激直肠可引起大便次数增多，与急性胃肠炎腹泻不同的是，直肠受刺激时大便次数增多，为少量黄色软便，排便后无疼痛缓解的现象，急性胃肠炎的腹泻是大量水样泻，排便后腹痛一般可缓解。盆腔炎症刺激膀胱，可引起尿频、排尿困难等。

六、妊娠子宫破裂

剖宫产后的瘢痕子宫再次妊娠时，存在子宫破裂的风险。子宫破裂多发生在妊娠后期，以经阴道生产时发病率最高，表现为突发性的腹痛伴有或继发出血性休克的表现，这种腹痛是羊水和血液刺激腹膜引起的，属于躯体性疼痛，性质上有别于子宫收缩引起的内脏痛。

七、妊娠期急腹症

妊娠期也可出现各种类型的急腹症，包括常见的急性阑尾炎、急性胆囊炎、肠梗阻等。妊娠期急腹症以急性腹痛为主，需要与妇产科疾病的急性腹痛鉴别[2]，并且妊娠期急腹症有其特殊的病理生理学和解剖学因素，也有特殊的检查禁忌，如带有放射性的 CT 及 X 线检查无法常规进行，以避免对胎儿的影响，因此往往是诊断上的难题。

妇产科疾病引起的急性腹痛，通常也被称为急性盆腔痛，主要是指持续时间少于 3 个月以下腹部和盆腔疼痛为主要表现的疾病[3]。在妇产科诊断思维中，一般先对不同年龄阶段的常见病分类进行优先考虑，然后根据病史和体格检查的特点，进行针对性的影像学和实验室检查，综合验证诊断。胃肠道疾病引起的急性腹痛很少来源于盆腔的直肠，胃肠道其他部位的病变引起的牵涉痛部位与妇产科疾病有一定的区别，也有一定的重叠，但疼痛的神经学原理仍然是分析疼痛特点的基础，可鉴别出其中的部分病例，仍有利于鉴别诊断。

第二节　泌尿系统疾病

泌尿系统主要是腹膜后器官，包括肾、输尿管、膀胱和尿道，男性还包括前列腺，泌尿系统疾病也常以急性腹痛为主要的临床表现，在疼痛的本质上，与急腹症具有相同的疼痛学原理。肾和输尿管的感觉神经节段为T10～12、L1～2，对应的内脏－躯体汇聚的躯体神经支配区域为腰部、下腹部、腹股沟区和大腿内侧；膀胱底部的内脏感觉神经节段为T11～12、L1，对应的体表牵涉痛区域与肾和输尿管类似；膀胱颈部感觉神经支配为S2～4，对应的内脏－躯体汇聚的躯体神经支配区域为会阴部；前列腺的内脏感觉神经支来自T10～11和S2～4，对应的内脏－躯体汇聚为下腹部、腰骶部、腹股沟区、会阴部。

一、泌尿系结石

泌尿系结石主要是肾结石和输尿管结石，也可见膀胱结石。肾结石的症状与结石的大小不成比例，肾结石可以长期无症状，而在体检时被发现，较小的结石位置容易变动而引起临床症状，表现为腰痛和血尿。结石嵌顿于肾盂输尿管连接处，引起平滑肌强烈的痉挛，可引起肾绞痛，是一种真性内脏痛。肾结石引起的疼痛，也可表现为下腹部和腹股沟区的牵涉痛。少数患者可以持续排出沙粒样的小结石，出现尿道短暂堵塞和刺痛。输尿管结石的症状与肾结石类似，但更易引起肾绞痛，输尿管结石引起的肾绞痛（习惯性名词，实质是输尿管的绞痛），出现牵涉痛的部位常为外阴和大腿内侧。结石引起的肾积水，导致腰部不适，膀胱结石可出现膀胱刺激症状，如尿频、尿急、尿痛。肾绞痛的临床症状典型，结合急诊超声检查[4]可以有效地诊断。

二、急性肾盂肾炎

肾脏与肝脏具有类似的结构，器官内密布各种小管道，最后以滤过、重吸收和外分泌的形式产生尿液，这一结构特点导致急性肾盂肾炎容易产生全身性的影响。急性肾盂肾炎属于泌尿系统感染性疾病，主要致病菌为大肠埃希菌和其他肠杆菌及革兰阳性细菌，如副大肠埃希菌、变形杆菌、粪链球菌、葡萄球菌等，通过尿道逆行性上行性感染，也可以是血性感染、淋巴途径感染或直接感染。急性肾盂肾炎的症状包括突然寒战、发热，或高热，体温上升至 39℃，伴有头痛、全身痛、恶心、呕吐，腰痛，一般为单侧腰痛，也可有膀胱刺激症状，出现尿频、尿急、尿痛，有时伴有血尿、肾区叩痛。急性肾盂肾炎也可出现腹痛，肾脏属于 T10～12 和 L1～2感觉神经支配，对应的内脏－躯体汇聚的躯体感觉神经支配区域为脐周和下腹部，可表现为同侧的中下腹部疼痛，性质上属于牵涉痛，有时类似急性阑尾炎。

（丁　宇　刘丽香）

参考文献

［1］Nabi U，Yousaf A，Ghaffar F，et al. Heterotopic Pregnancy—A Diagnostic Challenge. Six Case Reports and Literature Review［J］. Cureus，2019，11（11）：e6080.

［2］Zachariah SK，Fenn M，Jacob K，et al. Management of acute abdomen in pregnancy：current perspectives［J］. Int J Womens Health，2019，11：119－134.

［3］Bhavsar AK，Gelner EJ，Shorma T. Common Questions About the Evaluation of Acute Pelvic Pain［J］. Am Fam Physician，2016，93（1）：41－48.

［4］Kim SG，Jo IJ，Kim T，et al. Usefulness of Protocolized Point-of-Care Ultrasonography for Patients with Acute Renal Colic Who Visited Emergency Department：A Randomized Controlled Study［J］. Medicina（Kaunas），2019，55（11）：717.

第五章　内科或全身性疾病相关的急性腹痛

内科疾病的急症，尤其消化道疾病，多数表现为急性腹痛，一些全身性疾病，也以急性腹痛为主要或次要的临床表现。消化内科疾病与急腹症在疼痛学上不同的特点是：消化内科疾病一般只是内脏痛和牵涉痛，没有出现躯体性疼痛的情况。全身性疾病，如药物或化学品中毒等，也具有不同的疼痛学原理。

第一节　腹部疾病

腹部脏器的内科急诊疾病，多数可出现腹痛的临床表现，疼痛的性质与病变器官或部位、疾病性质有直接的关系。

一、急性胃肠炎

急性胃肠炎分为感染性和非感染性，以感染性为多见，以腹痛、恶心、呕吐、腹泻为主要临床表现，部分患者有发热甚至高热的情况。急性胃肠炎的腹痛部位主要在上腹部或脐周，由于内科疾病病变范围较外科急腹症大，因此疼痛可感受的区域相对弥散，主观感受和程度差异较大，可为胀痛、隐痛，呈阵发性或持续性，这种疼痛为感觉神经内脏–躯体汇聚引起的内脏躯体牵涉痛；有的情况下，肠道受刺激明显而收缩强烈，可表现为剧烈的绞痛，这种疼痛属于真性内脏痛，也可同时合并牵涉痛的存在。腹泻的表现也差异很大，一般表现为大量的水样便，排便后腹痛可缓解或短暂缓解。消化系统的常见急症，如急性胃肠炎和急性阑尾炎等，也会在就诊时接受腹部 X 线检查的可能，急性胃肠炎常可出现小肠液气平的现象，需要注意与急性肠梗阻相鉴别。

1. 注意真腹泻与假腹泻

急性阑尾炎也可出现大便次数增多，表现为糊状的稀便或黏液样便，每次量少，与盆腔炎症刺激直肠有关，本质是直肠蠕动增强引起的大便次数增多，并非真正的腹泻。急性胃肠炎有时程度不重，腹泻不严重，也可表现为解少量糊状大便，与急性阑尾炎不同的是：急性胃肠炎腹泻后一般腹痛减轻或暂时减轻，急性阑尾炎腹泻后腹痛无变化。

2. 注意无腹泻的情况

有时急性胃肠炎无腹泻的表现，表现为单纯的腹痛，这种情况下，因主要的病变在胃和小肠，表现为前肠和中肠以脐周和上腹部的牵涉痛为主，容易误诊为急性阑尾炎的早期表现，需要动态观察。

3. 特殊的消化道感染

有些特殊细菌引起的消化道感染，如耶尔森菌感染引起的末段回肠炎，虽以急性腹痛和腹泻为主要临床表现[1]，因末段回肠与阑尾具有非常相似的神经支配规律，两者的急性腹痛表现非常相似，容易与急性阑尾炎混淆，特别是无腹泻或腹泻不明显的病例。

二、急性肠系膜淋巴结炎

急性肠系膜淋巴结炎为病毒感染引起，多见于儿童，也可见于青少年和年轻成人，起病时常先出现或同时出现发热、咽痛、倦怠不适等上呼吸道感染的症状，继而出现腹痛[2]，腹痛临床表现与急性阑尾炎相似，表现为脐周疼痛，然后转移至右下腹部，这是由于肠系膜的神经支配规律与小肠和阑尾类似，开始的脐周疼痛是内脏感觉神经受刺激，在感觉神经的内脏－躯体汇聚的躯体神经支配部位产生的牵涉痛，此后部分患者可出现右下腹部疼痛，但这种疼痛并非真正的躯体性疼痛，可能的原因是肿大的淋巴结刺激肠系膜根部的腹膜，肠系膜根部为躯体感觉神经支配，引起的躯体神经支配下的内脏躯体牵涉痛。在人体中，优先处理的是体表的痛觉信息，同是躯体感觉神经支配的组织，深部的疼痛通常表现为体表的牵涉痛，即躯体牵涉痛。急性肠系膜淋巴结炎没有腹膜刺激征的表现，无腹肌紧张及腹部反跳痛，腹部压痛区域通常与肠系膜的体表投影一致，呈三角形。急性肠系膜淋巴结炎患者白细胞可轻度升高或不升高，淋巴细胞计数或比例升高，中性粒细胞计数和比例不升高。影像学检查，如超声检查可发现肠系膜肿大的淋巴结，有助于诊断。

三、炎症性肠病

炎症性肠病包括克罗恩病和溃疡性结肠炎，通常是慢性疾病的过程，但有时也可表现为急性腹痛。疼痛的特点与其神经支配规律相关，同时具有疾病本身的特点。暴发型溃疡性结肠炎患者常表现为急性腹痛，常伴有全身症状，如发热、贫血、消瘦，也可伴有肠外表现，如皮肤、关节、眼及肝胆的相关表现。克罗恩病多为小肠病变，表现为中肠的内脏躯体牵涉性疼痛，如脐周疼痛，由于克罗恩病为穿透性病变（不同于肠穿孔），小肠的炎性物质穿透出浆膜后，可以刺激壁腹膜，引起躯体性疼痛和压痛，有时也有类似反跳痛和腹肌紧张的表现，但是并非真正的腹膜刺激征，并且回盲部为克罗恩病的好发部位，因此有时表现非常类似急性阑尾炎而导致误诊。

四、急性结肠憩室炎

急性结肠憩室炎常见于中年人，多有便秘的情况。多数急性结肠憩室炎以腹痛为主要的临床表现，发病后可能逐渐出现发热，也可能无发热，开始腹痛部位为结肠与腹壁对应部位的牵涉痛，后期炎症刺激腹壁时可出现定位明确的躯体性疼痛，但实际上这种情况很少出现，原因是多数结肠憩室呈半球形，引流较通常，炎症不至于发展到从浆膜面渗出的程度。主要的体征为结肠憩室对应部位的压痛，也可能没有明显的压痛部位。急性结肠憩室炎多见于乙状结肠，以左下腹部疼痛常见。

五、急性原发性腹膜炎

急性原发性腹膜炎在腹部疾病中常为肝硬化腹水、肾病综合征合并腹水等情况下的并发症，也可见于儿童和青少年，无明确的诱因，一般认为是血行感染的结果。主要临床表现为：急性腹痛伴有寒战、发热、恶心、呕吐等症状，或者这些症状先于腹痛而发生。这种疼痛是壁腹膜被刺激引起的躯体性疼痛，定位明确，疼痛程度差别较大，一般疼痛程度剧烈，同时伴有腹膜刺激征的表现，腹肌紧张、压痛及反跳痛。感染通过一定的途径进入腹腔，导致原发性腹膜炎，因此腹痛虽然是最明显的临床表现，但在腹痛之前一般出现有或轻或重的全身性表现，如发热、寒战等，视病情发展情况，寒战、发热可以在感染发展到一定的阶段才出现，而首先表现为腹痛，在腹痛之前可能只是一些非特异性的不适，甚至完全无不适。急性原发性腹膜炎的后期可出现肠麻痹的症状，腹胀可能加重。

急性原发性腹膜炎需要与继发性腹膜炎相鉴别，继发性腹膜炎多先有原发病的临床表现，然后才出现腹膜炎的表现，如急性阑尾炎先出现转移性腹痛，然后才出现右下腹部的腹膜刺激征。

具有不同基础疾病的原发性腹膜炎，也有不同的临床表现和特点，肝硬化腹水基础上的原发性腹膜炎，细菌除经一般的血行途径进入外，也可以门静脉途径直接进入腹腔。肝硬化的特点是血液的"三系减少"——白细胞、红细胞和血小板计数减少，因此感染时白细胞计数升高不明显，容易误诊，特别是腹痛不明显的病例。肝硬化腹水的基础上，无明显诱因下出现腹痛、发热等症状，外周血白细胞计数不高，但中性粒细胞的比例升高和核左移，腹水涂片见细菌，腹水性质为渗出液时，应考虑急性原发性腹膜炎的可能。但在大量腹水的情况下，腹水常规结果可能是不典型的指标，需要注意综合评估。

六、胆管蛔虫

随着卫生条件的改善，肠道蛔虫和胆管蛔虫发病率明显减少，胆管蛔虫也是以急性腹痛为主要临床表现，多发生于农村地区，多为青少年，也可见于中老年。临床表现的特点是：突然发病，出现上腹部剧烈的钻顶样疼痛，表情痛苦，辗转呻吟，全身出汗，伴恶心、呕吐，疼痛一段时间后，可有间歇期，间隙期无疼痛等不适。蛔虫有钻孔的特性，胆管蛔虫是蛔虫试图进入胆管，引起胆管的痉挛，这是一种真性内脏痛，性质上与输尿管结石引起的肾绞痛一样，与肾绞痛不同的是一般无明显的牵涉痛。一般无明显的体征，无明显的压痛，或可以在上腹部或右上腹部有轻微的压痛。血常规检查示嗜酸性粒细胞增多，肝功酶异常，粪便及十二指肠引流液检查可见蛔虫卵。超声、CT 等影像学检查也有助于诊断。一般根据有排蛔虫的病史或使用驱虫药的病史、临床特点和相关的检查可以确定诊断。胆管蛔虫的疼痛性质属于真性内脏痛，与其他胆管疾病引起的疼痛性质不同，再结合疾病的特点，鉴别并不困难。例如：急性重症胆管炎，除腹痛外，还出现发热、寒战、黄疸等表现；急性胆囊炎，可出现 Murphy 征。除了蛔虫，其他类型的寄生虫也可能引起腹痛的表现[3]，但较为罕见。

第二节　变态反应及结缔组织病引起的急性腹痛

腹部以外疾病引起的腹痛多数与胸部疾病有关，全身性疾病主要包括代谢性疾病、药物或毒物中毒、免疫性疾病，这些疾病也会影响腹部脏器或神经系统，导致腹痛的发生，有时甚至以腹痛为主要的临床表现。

一、腹型过敏性紫癜

从临床表现的角度看，紫癜分为单纯性紫癜、血小板减少性紫癜、风湿性紫癜、腹型紫癜；从病因的角度看，分为单纯性紫癜、过敏性紫癜及血小板减少性紫癜。临床常说的腹型过敏性紫癜是过敏反应引起的全身性小血管炎，多数发生于上呼吸道感染、胃肠道感染或进食某些事物之后，绝大多数都有皮肤表现，腹痛也常见，有时以腹痛为首发症状，也可出现恶心、呕吐、腹泻、便血等消化道症状，容易引起误诊。

1. Schonlein-Henoch 紫癜

Schonlein-Henoch 紫癜好发于儿童，也可见于成人，以过敏反应引起的全身性小血管炎和皮肤白细胞破坏性小血管炎的紫癜为特征，微动脉和毛细血管的内皮细胞 IgA 免疫复合物沉着，产生急性炎症[4]，引起消化道血管通透性增加，产生渗出，出现黏膜发红和紫癜样的病变，进一步发展可出现消化道黏膜糜烂和溃疡形成。皮疹、腹痛、关节疼痛肿胀是主要的症状，这三大症状出现的概率高低分别是皮疹、腹痛、关节疼痛和肿胀，也可出现腹泻、便血等消化道疾病的表现，有的患者可有明确的食物过敏情况，也见到因蜜蜂叮蜇而发病的报道[5]。实验室检查异常情况包括 C 反应蛋白升高、白细胞增高、IgA 值升高、Ⅷ因子活性降低。皮疹的特点是从下肢至臀部出现对称性红斑或紫癜(图 5 - 1)，消化道也会出现类似的病变(图 5 - 2)，皮肤和内镜下取组织病理检查可见微血管的纤维素样变性、中性粒细胞浸润的血管炎。腹痛的性质和部位多变，可能是钝痛、阵发性绞痛，程度可能很轻也可能很重，部位不固定，常见于左右下腹部或脐周。腹痛的特点是内脏痛，与病变累及的范围有关，以十二指肠和小肠受累最常见，因此腹痛的感受部位是小肠感觉神经支配对应的内脏 - 躯体汇聚的躯体感觉神经支配部位的牵涉痛，因此以脐周和左右下腹部多见，阵发性绞痛即可能与阵发性出现的消化道症状有关，例如腹泻时肠蠕动增加，导致腹痛阵发性加重。腹部可有压痛，但无腹肌紧张和反跳痛的腹膜炎体征。本病有时以腹痛为首发表现，需要与急腹症鉴别，如急性阑尾炎、肠梗阻、消化道穿孔等。根据腹痛的特点，结合诱因和皮疹的特点，鉴别并不困难，但需要注意的是：由于小肠的病变，本病也有并发肠套叠的报道[6]。

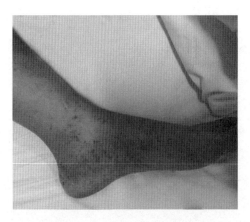

图 5-1　下肢皮疹的特点

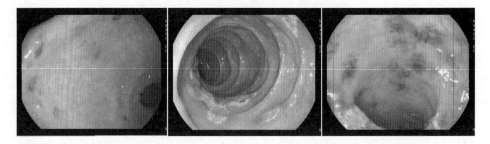

图 5-2　左侧照片胃黏膜的点状渗出，中间照片为十二指肠降部黏膜糜烂，
右侧照片为直肠黏膜点状渗出，病变均呈不规则的形状

2. Churg-Strauss 综合征

Churg-Strauss 综合征以支气管哮喘、嗜酸性粒细胞增多及血管炎为主要的病变特点[7]。支气管哮喘是过敏的一种形式，先于其他两个问题出现，组织病理学检查可见嗜酸性粒细胞浸润血管壁产生肉芽肿性血管炎、血管周围嗜酸性粒细胞浸润。本病先以哮喘发病，通常程度重，需要激素治疗，在此过程中，嗜酸性粒细胞逐渐增多，肺和消化道等脏器嗜酸性粒细胞也增多，最终出现全身微动脉和毛细血管的血管炎，出现相应的临床表现，可涉及全身各个器官。表现为皮肤紫癜、神经炎、心外膜炎、心功能不全、腹痛、腹泻、便血、IgE 增高、肾功能异常，但血尿、蛋白尿的表现轻于其他血管炎综合征。本病在消化道的影响类似于 Schonlein-He-noch 紫癜，表现为从胃到直肠的消化道点状渗出、糜烂或溃疡，因此其腹痛的原理与 Schonlein-Henoch 紫癜相同，腹部压痛，但没有腹肌紧张和反

跳痛的表现，也可以呈急症发病，易与其他急腹症混淆，仔细的病史询问有助于诊断。外周血检查见嗜酸性粒细胞增高。

Schonlein-Henoch 紫癜和 Churg-Strauss 综合征具有相似的临床表现，不同的是发病的诱因和免疫系统的反应存在差异，前者的诱因是药物、食物过敏或细菌感染诱发的免疫反应，以白细胞和 IgA 升高为主，后者的诱因是哮喘，免疫系统的反应是嗜酸性粒细胞和 IgG 升高为主。

二、结缔组织病

结缔组织病是一种全身性疾病，少数病例可出现腹痛，甚至以腹痛为首发症状，容易被误诊为急腹症。

1. 腹型风湿热

风湿热是一种由 A 组乙型溶血性链球菌感染引起的全身结缔组织的非化脓性疾病，呈急性或慢性病程，可累及心脏、关节、中枢神经系统和皮下组织，表现为心肌炎、多发性关节炎、皮下结节、环形红斑，常见于儿童和青少年。少数病例伴有腹痛，腹痛的原因与结缔组织累及胃肠道有关，多数为小肠，疼痛特点为小肠病变引起的腹痛，实际的疼痛感受为脊髓内脏－躯体汇聚对应躯体感觉神经支配区域的牵涉痛，为内脏躯体牵涉性疼痛。由于肠道病变部位的不同，疼痛的部位有一定的差异。儿童或青少年患者，曾患风湿热，出现高热、腹痛、关节炎、皮下结节等，若有白细胞升高、红细胞沉降率显著增加，应考虑腹型风湿热的可能。腹型风湿热有时以急性腹痛起病，其他的临床表现若没有出现或不显著时，容易误诊为急腹症，腹型风湿热腹部压痛，但无反跳痛，无腹肌紧张，可与急腹症相鉴别。其他有助于诊断的线索包括心电图异常如 P－R 间期延长、二联律等，血清抗链球菌溶血素 O 滴度增高，以及抗风湿药物治疗有效。

2. 狼疮性肠炎

系统性红斑狼疮是一种全身性结缔组织病，有特征性的脸部蝶形红斑，有的病例会出现不同程度的腹痛，一般以慢性反复发作的腹痛为特征，这种腹部的病变称为狼疮性肠炎。这种腹痛是红斑狼疮的肠道病变引起，本质上是小肠内脏痛引起的牵涉痛，疼痛部位位于脐周或下腹部，根据病变的范围而存在差异。在反复慢性腹痛的基础上，可出现某次较为强烈的腹痛，或者以急性腹痛为主要表现，类似于急腹症，容易误诊为慢性阑尾炎急性发作或急性阑尾炎，有时也误诊为克罗恩病[8]。狼疮性肠炎的腹痛发作时，白细胞不升高或轻微升高，无腹肌紧张及腹部反跳痛的腹膜炎体征。由于狼疮性肠炎偶有胃肠道症状的表现而紧急就诊，因此超声检查可作为排除其他急性腹痛疾病的手段[9]，避免误诊。

第三节　代谢性疾病和化学物质中毒引起的急性腹痛

代谢性疾病、代谢性因素或化学物质摄入引起的腹痛，如糖尿病酮症酸中毒、尿毒症、血卟啉、铅中毒、急性溶血等病，引起的急性腹痛有共同的特点，表现为阵发性腹部绞痛。腹痛的原因是代谢过程产生的物质，导致肠道痉挛性收缩，引起腹部绞痛，属于真性内脏痛，腹痛的部位反映病变的部位，一般位于脐部为中心的腹部中央。腹肌软，腹部压痛根据具体的病情，可以出现也可以不出现腹部压痛；也可出现腹肌紧张的情况，但与腹膜炎导致的腹肌紧张情况不同，原因可能是代谢因素引起腹肌的痉挛引起。

一、代谢或内环境异常引起的腹痛

代谢异常或内环境紊乱，引起水电解质酸碱平衡紊乱，这些异常的内环境对胃肠道平滑肌的收缩和舒张可造成影响，引起肠道平滑肌的痉挛而出现肠绞痛，这种腹痛在内环境纠正后可迅速缓解。

1. 糖尿病酮症酸中毒

多数糖尿病酮症酸中毒伴随不同程度的消化道症状，如恶心、呕吐、腹痛[10]甚至消化道出血，剧烈的肠绞痛不多见。由于糖尿病酮症酸中毒产生的失钠、失氯、失水，可导致电解质紊乱，引起肌肉痉挛，可能同时存在肠道肌肉和腹壁肌肉的痉挛，导致肠绞痛和腹壁肌肉的紧张，容易误诊为急腹症，也可伴有发热和白细胞升高的现象，需要与急性阑尾炎、急性胆囊炎、急性胰腺炎及肠梗阻等急腹症鉴别。糖尿病酮症酸中毒引发急性腹痛之前，一般存在糖尿病的临床表现，如口干、多饮、多尿和体重减轻，而急腹症一般无以上表现；发病时 pH 值下降、酸碱平衡紊乱、血糖升高、尿糖强阳性、尿酮体阳性等，急腹症一般无这些典型的表现。在临床表现上，糖尿病酮症酸中毒引起的腹痛在身体内环境被纠正后，腹痛及腹肌紧张很快消失，而急腹症则很少出现这种情况。糖原性肝病是肝内糖原累积过多引起的疾病，也常并发糖尿病酮症酸中毒，表现为腹痛、恶心、呕吐和肝大[11]。

2. 低血糖

血糖过低有时也可引起肠绞痛，但是无腹膜炎的表现，可参考伴随低血糖的其他表现和补充葡萄糖后腹痛可迅速缓解的特点做出诊断。

3. 电解质平衡紊乱

高钙血症、低钙血症与低钠血症也可引起剧烈的腹痛，可能的原因是电解质的紊乱引发肠道的痉挛，出现肠绞痛，电解质紊乱纠正后腹痛可迅速缓解。

4. 尿毒症

尿毒症患者可有恶心、呕吐等消化道症状，尿毒症患者胃消化性溃疡或黏膜糜烂的发病率比一般人高，也可见上腹部疼痛。肠绞痛有时也见于尿毒症患者，但是较为少见，原因可能与尿毒症引起的电解质紊乱有关，无腹膜炎刺激的表现，结合尿毒症的病史可以做出诊断。

二、卟啉病或类似代谢性疾病引起的腹痛

卟啉病是由于血红蛋白合成异常，卟啉及卟啉前体物质过度蓄积与分泌导致的一类代谢疾病，多见于青年和中年女性。卟啉病包括 8 种类型，分别是急性间歇性卟啉病、杂色卟啉病、遗传性粪卟啉病、ALA 脱水酶缺陷型卟啉病、迟发性皮肤型卟啉病、肝细胞生成性卟啉病、先天性红细胞生成型卟啉病、尿卟啉病。主要的临床表现包括光敏性、神经系统损害和肝脏疾病，有时也可表现为急性腹痛。一些化学物质，如铅和铊，也可影响卟啉的代谢，引起类似的病理生理学改变。

1. 卟啉病

各型卟啉病均可表现为腹痛，急性腹痛的以急性间歇性卟啉病最多见，腹痛的特点也是阵发性的肠绞痛，属于真性内脏痛，有时程度较轻，表现为腹部紧缩感或重压样疼痛，多位于下腹部，一般无腹肌紧张的表现，疼痛发作时可伴有肠鸣音减弱或消失。腹痛的发生与卟啉病对神经系统的损害有关，可能的原因是卟啉的前体物质 δ – 氨基 γ 酮戊酸的毒性有关，出现自主神经功能紊乱而引起肠痉挛。卟啉病相关的急性腹痛，发作突然，容易被误诊为急腹症，有时被误诊为急性阑尾炎而进行手术切

除[12]，卟啉病急性腹痛时无白细胞升高及腹肌紧张的现象，卟啉病的光敏性和神经系统损害是鉴别诊断的重要依据，发作时尿卟胆原和尿卟啉检查有助于诊断。光敏性与卟啉属于光活性物质有关，表现为皮肤暴露部位的感光性皮炎，如红斑、疱疹、皮肤糜烂、色素沉着等。神经系统的损害，可使患者表现出癔症样动作、肢体疼痛或麻痹、反射消失或减弱、神经衰弱或延髓麻痹的症状。

2. 铅中毒

铅中毒可导致一系列的卟啉代谢异常，因此铅中毒的临床表现与卟啉病类似，可表现为急性腹痛和神经系统损害。铅中毒一般为慢性病，多发生于职业接触者或环境污染下生活的人群，或者服用含铅的药物。铅中毒常引起顽固性的便秘，而铅中毒的腹痛通常是急性发作，表现为肠绞痛，特点与卟啉病急性腹痛相同，是一种真性内脏痛，也称为铅绞痛，多数在便秘后数天突然出现，位于脐周或下腹部。腹部可有压痛，但无腹肌紧张的表现，腹痛的程度与血铅水平有关[13]。铅中毒的一些特征性表现，有助于鉴别诊断，例如牙龈的铅线和铅苍白（皮肤黏膜苍白的程度超过贫血的程度）。一些非职业接触者也可能出现铅中毒的表现，鸦片造假的手段之一是掺入重金属，铅是其中之一，此时可引起鸦片吸食者铅中毒而出现腹痛[14]，因此对一些特殊的群体，也应想到特殊物质中毒的可能性，但这类病史有时很难收集。

3. 铊中毒

铊中毒与铅中毒一样，可对卟啉代谢产生影响，引起相同性质的急性腹痛。不同的是，铊在日常生活环境下的接触机会较少，慢性中毒少见，误服含铊盐类的物质是中毒的常见原因，一些毒鼠药和脱毛剂也含有铊。口服含有铊的物质后，急性胃肠道反应是突出的表现，迅速或逐渐出现恶心、呕吐、腹痛、腹泻，也可出现消化道出血的表现，也有患者出现急性脱发，表现为弥漫性脱发[15-16]，脱发有时可成为提示诊断的线索之一。铊的吸收对全身各个系统都可能产生影响，出现皮肤黏膜出血、心动过速、心律失常、血压升高、肝肾损害，严重时可出现肺水肿、呼吸困难和多器官功能衰竭。神经系统损害也是突出的表现，包括头痛、嗜睡、疲乏、精神错乱、幻觉、惊厥、谵妄、昏迷等。由于神经系统的损害，出现肢体无力、震颤、眼睑下垂、瞳孔散大等肌肉失神经支配或部分失神经支配的现象。急性铊中毒可遗留不同程度的后遗症，临床表现与慢性铅中毒类似，包括顽固性便秘、急性阵发性肠绞痛、神经系统损害及类似铅中毒牙龈铅线的改变等。由于铊在生活环境中并不多见，除非职业接触者，因此误服含铊物质是诊断的线索之一，但一般不容易在问诊中得到比较明确的线索，因此诊断困难，需要在接诊时具有全面的思维，从不同的角度排除其他病变后可以想到铊中毒的可能性，是提高诊断率的因素之一。

4. **急性溶血**

急性溶血可由多种原因引起，包括药物、6 - 磷酸葡萄糖脱氢酶缺乏[17]、输血、血液透析[18]等，临床表现多样，主要表现为恶寒、寒战、发热、恶心、呕吐、气促、乏力、面色苍白、腹痛、腰背部疼痛等，以及白细胞升高、黄疸，甚至多器官功能衰竭。腹痛可位于右上腹部，可能的原因与溶血后的代谢产物需要肝脏代谢有关，从而引起肝脏的急性改变。

三、麻醉品肠道综合征

麻醉品肠道综合征的特点是在不断升级或持续阿片类药物治疗的背景下，出现腹痛加剧[19]。麻醉药品对胃肠道平滑肌可以产生各种影响，长期使用麻醉药品，如长期吸毒者，可以引起胃肠道平滑肌的痉挛，产生肠绞痛，为真性内脏痛，程度激烈，随后由于平滑肌的松弛，腹痛缓解，可能表现为腹胀感。这一类型的腹痛容易误诊为急腹症，如急性阑尾炎和胃十二指肠溃疡穿孔。

四、回盲肠综合征(粒细胞减少性肠病)

回盲肠综合征是白血病化疗过程中的肠道并发症，为化疗引起的粒细胞减少引起，又称粒细胞减少性肠病[20]，因常累及末端回肠和盲肠，因此称为回盲肠综合征。临床表现为发热、腹痛、腹胀、腹泻、血便、恶心、呕吐等，查体见腹部膨隆、腹肌紧张、全腹部压痛伴反跳痛，以右下腹最明显，因此容易误诊为急性阑尾炎，但血常规检查示粒细胞减少，CT 检查可发现末端回肠及盲肠肠壁增厚，结合化疗的病史，可以考虑到该病。本病多数经保守治疗可以治愈，正确的诊断可以避免不必要的手术。

第四节　胸部疾病引起的腹痛

胸部与腹部相邻，并且胸部器官与腹腔器官之间也存在内脏神经的内脏－内脏汇聚，存在牵涉痛的问题，因此胸部脏器或组织的病变，有时也可能存在腹部疼痛的感受，甚至以腹部疼痛为首发临床症状。

一、肋间神经带状疱疹引起的疼痛

肋间神经痛常见于带状疱疹，表现为与肋间神经走行一致的皮肤呈带状分布的水疱群。肋间神经属于躯体神经，因此疼痛的性质属于躯体性疼痛，疼痛的部位为其神经支配范围的剧烈疼痛，并伴有肌肉痉挛与压痛。有的胸壁的肋间神经可支配一部分腹壁，出现相应区域的疼痛和压痛，胸壁的肋间神经痛有时易与上腹部的疾病相混淆，特别是在带状疱疹的皮肤病损未出现之前，往往以急性腹痛就诊。

二、脊神经的背根受刺激或肋间神经的走行受到压迫

胸椎或颈椎的椎间盘突出压迫脊神经的背根，或者椎管内肿瘤压迫等，可引起相应神经支配区域的疼痛、麻木等改变，如T6~8背根受刺激，可出现患侧上腹部疼痛；T9~10背根受刺激，可引起患侧中腹部疼痛；T10~12可引起患者中下腹部的疼痛，性质为躯体性疼痛，范围与神经的支配区域一致。在肋间神经走行的路径中，也可能受到压迫，如瘢痕压迫，其皮支受压者称为皮神经卡压综合征，也可以引起相应支配区域的疼痛。神经本身的病变，可引起上腹部模糊的疼痛感觉[21]。

三、胸膜炎

胸腔和腹腔被膈肌分割，膈胸膜的周边为下胸壁神经支配，中心由C3~5支配，当胸膜炎症累及膈胸膜的周边时，可以出现同侧上腹部的疼痛，属于躯体性牵涉痛，而当炎症累及膈胸膜中心部时，可出现同侧肩胛部和肩部的疼痛，性质上也属于躯体性牵涉性疼痛。肺下叶的炎症，可以出现渗出刺激膈胸膜的周边部，引起左侧或右侧上腹部疼痛，需要与急性胆囊炎、胃十二指肠溃疡穿孔等鉴别。心包的急性炎症，也可出现上腹部疼痛，与心包的神经支配有关，心包除C3~5支配外，还受膈神经支配，

因此心包的急性炎症可产生胸骨后或心前区疼痛、上腹部疼痛，还可出现C3~5皮节的牵涉痛。

四、急性心肌梗死

急性心肌梗死，主要是下壁的心肌梗死，可能出现上腹部疼痛，有时疼痛甚为激烈，甚至出现上腹部压痛、恶心、呕吐，类似于急腹症，易与急性胆囊炎、胃十二指肠溃疡穿孔等混淆。在症状和体征上，有时急性心肌梗死的典型症状在心绞痛中可能并不明显，更容易导致误诊。上腹部疼痛的原因可能是心肌梗死物质刺激迷走神经，引起的牵涉性疼痛。注意心肌梗死的一般症状体征，可以为鉴别诊断提供线索，如心前区压迫感、心绞痛、心律失常、左心增大、心音减弱等。心电图检查、心肌酶等检验可以提供重要的诊断线索。

五、心包积液、急性右心衰竭

由于各种原因引起的心包积液和急性右心衰竭，可引发肝静脉回流障碍，导致肝脏淤血、肿大，肝脏的浆膜受到膨胀张力的牵拉，这种内脏刺激可以在其相应的脊髓内脏－躯体汇聚对应的躯体区域产生牵涉痛，表现为右上腹部的疼痛，类似内脏痛。

（周学付 李 亮）

参考文献

［1］胡品津，谢汕茂．内科疾病鉴别诊断学［M］．6版．北京：人民卫生出版社，2014：475.

［2］于皆平，沈志祥，罗和生．实用消化病学［M］．3版．北京：科学出版社，2019：1322－1233.

［3］Pattarapuntakul T, Ovartlarnporn B, Rojsanga W, et al. Biliary Fascioliasis in Chronic Calcific Pancreatitis Presenting with Ascending Cholangitis and Biliary Stricture［J］. Case Rep Gastroenterol, 2019, 13：438 － 444.

［4］Guliaev SV, Strizhakov LA, Moiseev SV, et al. From Schönlein － Henoch purpura to IgA － vasculitis：pathogenetic aspects of the disease［J］. Ter Arkh, 2018, 90(10)：109 － 114.

［5］Gálvez － Olortegui J, álvarez － Vargas M, Durand － Vergara J, et al. Henoch Schonlein purpura associated with bee sting: case report[J]. Medwave, 2015, 15(9): e6297.

[6] Chahri Vizcarro N, Andreu Solsona V, Barba Sopeña S, et al. Intussusception as the main manifestation of Schönlein – Henoch purpura in an adult patient[J]. Gastroenterol Hepatol, 2019, 42(7): 443 – 444.

[7] Kroegel C, Foerster M, Quickert S, et al. [Vasculitides and eosinophilic pulmonary diseases][Article in German][J]. Z Rheumatol, 2018, 77(10): 907 – 922.

[8] Zhu XL, Xu XM, Chen S, et al. Lupus enteritis masquerading as Crohn's disease[J]. BMC Gastroenterol, 2019, 19(1): 154.

[9] Luís M, Brites AL, Duarte AC, et al. How to diagnose lupus enteritis early Lessons learned from a multicenter case series[J]. Acta Reumatol Port, 2019, 44(2): 145 – 150.

[10] Leader R, Cowen J, Rajeev SP. Dapagliflozin(SGLT2 – i) induced euglycaemic diabetic ketoacidosis[J]. BMJ Case Rep, 2019, 12(9): e231104.

[11] Sharma B, Antoine M, Shah M, et al. Glycogenic Hepatopathy[J]. ACG Case Rep J, 2019, 6(7): e00115.

[12] Bonkovskya HL, Dixon N, Rudnick S. Pathogenesis and clinical features of the acute hepatic porphyrias(AHPs)[J]. Molecular Genetics and Metabolism, 2019, 128(2019): 213 – 218.

[13] Doodkanloy Milan F, Torabi M, Mirzaee M. The relationship between blood lead level and the severity of abdominal pain in opioid – addicted patients during a hospital outbreak[J]. J Addict Dis, 2018, 37(3 – 4): 211 – 216.

[14] Alinejad S, Aaseth J, Abdollahi M, et al. Clinical Aspects of Opium Adulterated with Lead in Iran: A Review[J]. Basic Clin Pharmacol Toxicol, 2018, 122(1): 56 – 64.

[15] Senthilkumaran S, Balamurugan N, Jena NN, et al. Acute Alopecia: Evidence to Thallium Poisoning [J]. Int J Trichology, 2017, 9(1): 30 – 32.

[16] Almassri I, Sekkarie M. Cases of thallium intoxication in Syria: A diagnostic and a therapeutic challenge[J]. Avicenna J Med, 2018, 8(3): 78 – 81.

[17] Ahmad BS, Ahmad A, Jamil S, et al. Severe haemolysis and renal failure precipitated by hepatitis E virus in G6PD Deficient patient: A case report[J]. J Pak Med Assoc, 2018, 68 (9): 1397 – 1399.

[18] Tharmaraj D, Kerr PG. Haemolysis in haemodialysis[J]. Nephrology(Carlton), 2017, 22 (11): 838 – 847.

[19] Farmer AD, Gallagher J, Bruckner – Holt C, et al. Narcotic bowel syndrome[J]. Lancet Gastroenterol Hepatol, 2017, 2(5): 361 – 368.

[20] Xia R, Zhang X. Neutropenic enterocolitis: A clinico – pathological review[J]. World J Gastrointest Pathophysiol, 2019, 10(3): 36 – 41.

[21] Hamodat H, Tran A. Neurosarcoidosis resulting in thoracic radiculopathy: a case report[J]. J Med Case Rep, 2019, 13(1): 130.

第六章　慢性腹痛的诊断

腹痛时间超过 6 个月者为慢性腹痛[1]，常为患者就诊的常见症状，病因复杂，包括器质性疾病与非器质性疾病，诊断困难，本章讨论器质性疾病引起的腹痛，非器质性疾病引起的腹痛将在后面的章节中讨论。慢性腹痛起病缓慢、病程长，或者由急性腹痛后又反复出现腹痛，因而慢性腹痛与急性腹痛有时相互交叉。

对于慢性腹痛的诊断与鉴别诊断，首先需要对疾病的特点有全面的了解，并在此基础上，详细询问病史，收集临床资料。

一、详细的病史询问，尤其是腹痛性质和伴随症状的特点

1. 腹痛的部位

对于器质性病变而言，腹痛的部位对诊断具有重要的意义，但需要注意的是，腹痛是以神经学为基础，腹痛的部位并不一定就是病变的部位，必须结合神经学的规律进行分析。

2. 腹痛的性质

腹痛的性质包括腹痛的诱发因素、周期性或节律性、自行缓解或在某些原因后缓解、腹痛与体位及运动有无关系，等等。

3. 腹痛与其他症状、体征的关系

腹痛是否伴随其他症状，包括发热、恶心、呕吐、腹泻、血便等，以及这些症状之间的关系，对诊断也有重要的参考意义。有些体征，表面上看似与腹痛没有直接的关系，但由于腹部脏器如小肠和大网膜等具有很大的活动性，有可能与解剖上远隔部位的器官发生联系，从而导致腹痛，例如大网膜与腹股沟疝的疝囊粘连，在疝内容物下坠时，大网膜牵拉胃，可导致上腹部的疼痛。有的体征在腹痛当时出现，但腹痛缓解后马上消失，如存在痉挛的肠管和扭转的脏器时，可能触及腹腔包块。

4. 注意有无警示性的征象[2]

慢性腹痛常是一些恶性疾病的症状之一，在收集病史资料的过程中，

注意有无便血、黑便和体重减轻等提示恶性肿瘤的征象。

二、既往史

有些慢性腹痛属于急性腹痛后反复发作的类型，由急性疾病转变为慢性疾病，如急性阑尾炎、急性胆囊炎、急性胰腺炎都可能发展为慢性腹痛，腹部手术病史也可能对诊断有重要的参考意义。

三、详细的体格检查

腹部的查体包括正确的暴露范围和全面的查体，注意腹部以外与腹痛相关的体征。

四、根据患者的临床特点选择有针对性的检查

目前国内医院通常可开展的检查包括血常规、大便常规、尿常规、肝功能、肾功能、传染病的相关检查、CT、超声检查、消化道造影、胃镜、肠镜检查，等等。有些检查在国内医院开展不普遍，例如胃液分析、小肠镜检查等。慢性腹痛的病因复杂，有些病变可能相当隐蔽，准确的诊断较为困难，有时被误认为心理因素相关的腹痛或功能性肠病，因此需要根据疾病的特点，选择合适的检查。

五、慢性腹痛的神经学原理

慢性腹痛与急性腹痛相同，也符合神经学的原理，腹痛的表现是内脏神经与躯体神经的内脏－躯体汇聚的结果，表现为对应体表节段的疼痛感受，与急性腹痛一样，这种疼痛感受部位并非一定是病变器官在体表的投影，而是通过神经学解剖的规律，疼痛的感受部位是对应病变脏器的牵涉痛部位。与急性腹痛不同的是：其一，慢性腹痛的疾病除了出现急性并发症的情况，一般不会出现刺激壁腹膜的躯体性疼痛，因此慢性腹痛在疼痛的神经学解剖原理上是根据牵涉痛的特点来考虑病变器官的；其二，慢性腹痛与急性腹痛相比，内脏感觉神经的内脏－内脏汇聚情况相对明显，表现为病变器官之间疼痛感受的相互加强，即内脏间的敏化，最明显的就是胆囊与心脏、结肠与膀胱之间，慢性胆囊炎可以加重心脏病心前区疼痛的感受，心脏疾病也可以加重慢性胆囊炎的右上腹部疼痛，这个内脏－内脏汇聚的脊髓区域也接受相应部位的躯体感觉神经的传入，形成内脏感觉牵

涉痛的另一种结构基础[3]，导致内脏躯体牵涉痛，使内脏病变引起的牵涉痛更为复杂。

六、慢性腹痛可能伴随心理与行为的改变

慢性腹痛的感受在不同的患者和不同的疾病之间差异很大，轻度的疼痛可能不为患者所重视，长期的程度较重的疼痛，对患者可造成较大的影响，可能伴随心理上的改变，也可能导致某些特殊的行为。有些器质性疾病引起的慢性腹痛很难被现有的检查手段所发现，也受检查医院设备或医生水平的影响，因此不能草率地将器质性的腹痛归因于非器质性的心理问题，但需要注意两者并存的情况。

七、慢性腹痛的诊断思路

经验诊断的思路是根据发病部位和症状特点进行分析，但是根据特定的腹痛进行鉴别诊断往往容易误诊[4]。慢性腹痛在神经学原理上也可以得到合理的解释，由于存在脊髓内脏－内脏汇聚的因素，以及由此产生的牵涉痛使腹痛范围可能更加泛化，不如急性腹痛牵涉痛典型，但是神经学特点仍然是理解腹痛诊断的基础。

·在详细问诊和查体的基础上总结腹痛的临床特点，做出印象诊断。

·分析腹痛是否符合神经学的规律，包括脊髓的内脏－躯体汇聚的牵涉痛和内脏－内脏汇聚的牵涉痛，验证腹痛的印象诊断。

·腹壁疾病引起的慢性腹痛约占腹痛的30%[5]，注意排除腹壁疾病引起的躯体性疼痛。

·选择恰当的实验室和影像学检查，证实诊断，根据初步检查的情况，必要时需扩大检查范围，以寻找诊断的依据。

（李　亮　郝腾飞）

参考文献

[1] 吴东，李景南. 全科医疗对慢性腹痛的新认识[J]. 中华全科医师杂志，2019，18（7）：613－615.

[2] 中华医学会，中华医学会杂志社，中华医学会消化病学分会，等. 慢性腹痛基层诊疗

指南(实践版·2019)[J]. 中华全科医医师杂志，2019，18(7)：628 - 634.

[3] 陆智杰. 内脏痛：基础与临床[M]. 2 版. 北京：科学出版社，2019：37 - 39.

[4] 龚玉婷，陈志芬. 慢性腹痛的诊断思路[J]. 医学新知杂志，2017，27(5)：450 - 452.

[5] 池肇春. 慢性腹壁痛诊治进展与现状[J]. 临床普外科电子杂志，2017，5(4)：1 - 8.

第七章　器质性疾病引起的慢性腹痛

引起慢性腹痛的疾病包括腹部及腹部以外的疾病，也包括全身性疾病与心理因素相关的腹痛。与急性腹痛相比，引起慢性腹痛的疾病谱更加广泛，也更容易引起心理问题。心理因素相关的腹痛设有专门的章节讨论，本章讨论非心理因素相关的腹痛。

第一节　前肠来源器官病变引起的腹痛

从胚胎学的角度看，前肠来源的器官包括胃、十二指肠、肝脏、胆囊、肝外胆管、胰腺、脾脏，这些器官因胚胎学来源相似，特别是胰腺、十二指肠和肝脏来源于前肠的同一区域[1]，因此具有相似的神经支配规律，其病变在腹痛的角度也具有相似性，同时由于器官结构和功能的不同，也有不同的特点。

一、肝脏、胆囊、肝外胆管病变

肝脏、胆囊、肝外胆管是一个共同的解剖单位，共同完成其生理功能，其关系密切，胚胎学来源一致，病变的临床表现有很多共同之处，但各自也有不同的特点。

1. 肝脏疾病

肝脏和胆囊的内脏感觉神经来自右侧 T(5)6～8(9)，对应脊髓的内脏－躯体汇聚躯体感觉神经支配区域为右上腹部，因此常表现为右上腹部疼痛，有时也可能是上腹部中线部位的疼痛。肝脏具有双重神经支配的特点，肝脏的被膜由低位肋间神经的细小分支支配，这些神经的分支也支配相应的壁腹膜，以肝脏裸区和肝脏上面分支较为丰富，受到刺激可引起定位清晰的锐痛[2]，为躯体性疼痛。肝脏病变引起的疼痛原因，可能是肝脏的肿胀牵拉肝脏的浆膜、肝脏内部的局部病变刺激内脏感觉神经、肝内胆管的堵塞或痉挛等。

（1）慢性病毒性肝炎

慢性病毒性肝炎引起的肝脏肿胀，患者多数感觉到右上腹部疼痛，为持续性的隐痛，也有部分患者无腹痛的症状，为肝脏肿胀刺激肝脏的浆膜感觉神经引起，表现出来的是肝脏的内脏感觉神经引起的牵涉性疼痛，同时肝脏的浆膜也具有躯体感觉神经支配，定位相对准确，由于这两个原因，多数表现为右上腹部的疼痛。

（2）肝脏占位性病变

肝脏肿瘤，主要是原发性肝癌，可无症状，或表现为右上腹部疼痛或上腹部正中疼痛，为持续性隐痛，疼痛的原理与慢性肝炎不完全一致。如果肿瘤不刺激肝脏的浆膜，可以完全没有症状，或者为上腹部正中或右上腹部的隐痛；当肿物刺激肝脏的浆膜时，由于刺激躯体感觉神经的关系，可表现为定位较为明确的右上腹部疼痛，肝脏肿瘤有时可以在触诊时触及。细菌感染等引起的慢性感染或脓肿，也是同样的临床表现。肝脏囊肿多数无症状，合并感染时可表现为右上腹部或上腹部正中的隐痛。

（3）肝内胆管结石

肝内胆管结石，主要的病理改变为胆管阻塞、感染或局部肝脏萎缩，这种改变一般不刺激肝脏的浆膜，如果出现腹痛的感受，属于内脏感觉神经受刺激引起的牵涉痛，表现为右上腹部或上腹部正中的牵涉痛。

单纯依靠腹痛的症状，难以做出初步的诊断，需要结合疾病的其他特点进行综合考虑，例如：病毒性肝炎，可有相应的患者接触式或输血史等情况，肝癌患者有时可触及质地硬的肿物，肝脏脓肿可有急性脓肿的病史及发热寒战等。确诊需要进行病毒的血清学检查、影像学检查等。

2. 胆囊与肝外胆管病变

胆囊与肝外胆管的疾病多数是由结石、慢性炎症或肿瘤引起，偶见由胆管畸形引起。肝外胆管的交感神经支配来自右侧 T(5)6～8(9)，以 T7 为主，对应脊髓的内脏 - 躯体汇聚躯体感觉神经支配区域为上腹部及背部，有时也表现为上腹部正中的疼痛，或者反复发作的右上腹部或上腹部正中的绞痛。右膈神经汇入脊髓的 C3～5，膈神经也分支至肝脏、胆囊及肝外胆管，是产生右肩部颈部牵涉痛的解剖基础。交感神经感觉纤维与心脏的痛觉有关，心脏的交感神经传入纤维汇入脊髓的 C1～5 和 T1～4(5)，与肝脏、胆囊及肝外胆管的传入神经具有一定的重叠，在解剖上可以形成内脏 - 内脏汇聚的基础，形成相互之间的内脏敏化基础，产生内脏 - 内脏牵涉痛。心脏其他性质的感觉，主要是心肌的压力及牵张刺激的感受，由迷走神经传导。因此，胆囊与心脏之间的关系表现在临床上就是胆心综合征，临床上观察到对胆管的操作可以引起心脏冠状动脉的痉挛[3]。迷走神经属于脑神经，肝脏、胆囊及肝外胆管的副交感神经成分主要来自迷走神经前干，小部分来自迷走神经后干，迷走神经支配众多的脏器，包括胆管与胆囊及心脏。

（1）胆囊结石、慢性胆囊炎

慢性胆囊炎分为结石性慢性胆囊炎和非结石性慢性胆囊炎，二者临床表现没有特异性，可以表现为：右上腹部或上腹部正中隐痛，呈持续性或阵发性；腹胀、嗳气、恶心；有的患者可出现右肩胛区的疼痛；甚至有的患者只能诉说不适，而无法说出是哪种不适。这种类型的疼痛是由于支配胆囊的 T(5)6~8(9)与躯体感觉神经在脊髓后角汇聚，由于内脏－躯体汇聚引起的牵涉痛，属于内脏躯体牵涉痛。慢性胆囊炎的阳性体征不多，右侧腹直肌外缘与肋弓下缘交界处的 Murphy 点可有压痛。膈神经压痛点为颈部右侧胸锁乳突肌两下脚之间，膈神经压痛点符合疼痛的神经学原理，胆囊的慢性炎症产生的刺激虽然没有可感受的疼痛，但对于神经有致敏作用，使脊髓后根的内脏－躯体汇聚致敏，产生体表痛觉过敏区，在相应的躯体神经支配区域被按压后更容易产生疼痛。

由于支配心脏痛觉神经纤维与支配胆囊的交感痛觉神经纤维在颈髓和胸髓都有重叠，存在较多的内脏－内脏汇聚现象，两者在中枢也存在由于迷走神经传导的内脏感觉的汇聚现象，例如胆囊的炎症或胆管压力增高，可以引起冠状动脉的收缩，血流减少，诱发心脏疾病的发生，这种现象称为胆心综合征。因此慢性胆囊炎与心脏疾病引起的心前区疼痛在主观感受上可以相互加强，即内脏间的敏化，以及在此基础上产生的牵涉痛，表现为慢性胆囊炎的存在加强了心前区疼痛的感受，心前区疼痛也可以加重上腹部正中或右上腹部疼痛的感受。当胆囊切除后，胆囊与心脏之间的相互敏化消失，心前区的疼痛也可以减轻、心电图也可出现改善的征象。

胆心反射与胆心综合征是两个不同的概念，胆心反射与胆心综合征两者神经信号传导的途径不同。胆心反射是由于手术时牵拉胆囊、胆管刺激到胆囊或胆管的感觉神经，经迷走神经将冲动传导至延髓的低级中枢，再经迷走神经传导到心脏，引起心率减慢、血压下降甚至心搏骤停的现象。

慢性胆囊炎容易被诊断为慢性胃炎、病毒性肝炎等，单纯根据临床表现难以做出鉴别诊断，需要辅助检查的协助才能做出正确诊断。影像学检查首选超声检查，根据需要也可以选用 CT 检查，胆囊造影有时可发现一些少见的病变。

（2）胆囊息肉

胆囊息肉为胆囊黏膜的局限性隆起，多数为胆固醇性息肉，属于良性的病变，少数为腺瘤性息肉，有恶变的风险。胆囊息肉一般无症状，多数为超声检查偶然发现，有症状者为类似慢性胆囊炎的非特异性症状。

（3）胆囊腺肌症

胆囊腺肌症为一种不明原因的胆囊壁增生性疾病，病理改变为：黏膜增生肥厚，罗 - 阿窦数目增多、扩大成囊状、穿至肌层深部，窦与胆囊腔之间有管道相连，形成假性憩室；肌层明显增生，胆囊壁显著增厚，囊腔变窄；假性憩室中充满胆汁，可形成结石。胆囊腺肌症的临床表现类似慢性胆囊炎。

（4）胆囊癌

原发性胆囊癌为少见病，多见于中老年患者，临床表现与慢性胆囊炎类似，容易混淆。胆囊癌的症状与肿瘤的类型和部位有关，胆囊颈部的癌肿引起胆囊梗阻，出现急性胆囊炎的症状，可使胆囊癌出现较早的临床表现而易于发现。多数胆囊癌的临床表现类似慢性胆囊炎，与慢性胆囊炎不同的是，可出现疼痛频率和程度的进行性加重。

（5）肝外胆管癌

肝外胆管主要是指左右肝管和胆总管，这个部位的癌肿往往缺乏特异性症状，多数以无痛性黄疸为首发症状，伴有乏力、体重减轻等表现。少数患者可伴有腹痛的表现，主要表现为右上腹部的隐痛，性质上为内脏躯体牵涉痛。当疾病发展到晚期，可出现右上腹部压痛、肝大及胆囊肿大的情况。

（6）胆囊寄生虫病

在目前的卫生条件下，胆囊的寄生虫病非常少见。梨形鞭毛虫是其中之一，症状类似慢性胆囊炎，也可引起急性胆囊炎的症状，胆汁引流和检查是确诊的主要手段。

（7）肝外胆管结石与肝外胆管的慢性炎症

肝外胆管结石多数与胆囊结石并存，肝外胆管的慢性炎症与肝外胆管结石并存，临床表现为非特异性，由于感觉神经支配的关系，临床表现与慢性胆囊炎类似，但肝外胆管结石引起胆管梗阻，可出现黄疸的表现。

(8) 胆汁吸收异常的疾病

胆汁吸收异常的确切机制尚不清楚，临床上可见的主要是两种疾病，即胆囊胆固醇病和石灰胆汁。胆囊胆固醇病的可能机制是胆囊黏膜对胆固醇的吸收障碍引起，出现胆汁淤滞和胆囊的炎症，临床表现类似慢性胆囊炎，多见于中老年肥胖患者，影像学检查无胆囊结石的征象。石灰胆汁主要由碳酸钙和磷酸钙组成，具体的机制也不清楚，临床表现类似慢性胆囊炎，由于钙等物质对 X 线有一定的显影作用，腹部 X 线检查时可见胆囊的影像，类似于胆囊造影所见的胆囊。胆汁吸收异常的疾病多伴有消化不良的临床表现，如腹胀、厌油、食欲减退等。

二、胰腺病变

胰腺的神经是腹腔丛和肠系膜上丛的分支，腹腔神经丛分出很多副丛，例如肝丛、脾丛等，这些神经丛发出的分支在胰腺前后形成密集的神经丛，胰腺的病变刺激这些神经丛可导致顽固性的疼痛，胰腺的内脏感觉通过不同的神经进入脊髓左侧 T8，对应脊髓的内脏－躯体汇聚躯体感觉神经支配的部位为上腹部及背部，持久的刺激可引起脊髓和大脑皮层的敏化[4]，导致神经病理性疼痛，在完全去除刺激后仍然出现持续性的疼痛。

1. 慢性胰腺炎

慢性胰腺炎病程发展缓慢，可有或无急性胰腺炎的病史，或有嗜酒的情况，可无症状或症状轻重不等，也可长期无症状而逐渐出现症状，临床表现分为胰腺本身的表现和胰外表现。慢性胰腺炎的病理改变为炎症和纤维化[5]，主要症状为腹痛，腹痛常因饮酒、高脂饮食、劳累等引起，进食后腹痛立即加剧是慢性胰腺炎和胰腺癌的特征性表现，出现此特征应高度怀疑胰腺疾病[6]。疼痛开始为间歇性，然后逐渐转为持续性，多数位于中上腹部，可偏左侧或右侧，可伴有背部或两肋的疼痛，以背部较为常见，这种疼痛属于内脏躯体牵涉痛，疼痛的特点符合感觉神经在脊髓后角的内脏－躯体汇聚规律。一般认为慢性胰腺炎的疼痛是由于胰腺慢性病变引起胰腺实质和胰管的压力增高所致，因压力、胰管的通畅程度和胰腺感觉神经敏感性的不同而出现不同程度的症状。慢性胰腺炎的腹痛分为 A 型和 B型。A 型：腹痛反复发作，腹痛持续时间一般少于 10d，发作时腹痛轻重程度不同，可以轻微或严重，发作间歇期时间长短不等，可长达数年。B

型：持续的慢性腹痛，并在此基础上出现发作性的剧烈腹痛，每周发作 2d 以上，发作性腹痛的情况至少 2 个月。

慢性胰腺炎多合并胰腺内分泌及外分泌的异常，可出现消化吸收不良、脂肪泻、维生素缺乏相关表现、糖尿病、体重减轻等。当慢性胰腺炎发展到压迫胆总管时，可出现黄疸的表现。胰腺的纤维化和萎缩引起的结构改变，可能影响与其紧密相邻的脏器，导致十二指肠曲部形态的改变或狭窄、结肠脾曲的狭窄等，有时也可以出现胰源性腹水。

慢性胰腺炎的诊断需要胰腺结构和功能异常的依据，胰腺的结构异常包括胰腺的密度改变、萎缩、胰腺导管形态异常，通过 CT、MR 或内镜下逆行胰胆管造影（ERCP）等可以获得诊断信息。慢性胰腺炎常伴有胰腺的功能异常，包括内分泌和外分泌的异常，内分泌的问题主要是糖尿病的问题，外分泌的异常主要是胰腺分泌的各种消化酶的改变。有的急性胰腺炎治愈后并没有遗留慢性胰腺炎的改变，再次发作时被称为复发性急性胰腺炎，需要与慢性胰腺炎相鉴别，除了内分泌与外分泌的鉴别点外，CT 检查是理想的鉴别手段之一[7]。

2. 自身免疫性胰腺炎

自身免疫性胰腺炎属于自身免疫性疾病，分为两个亚型[8]：Ⅰ型为淋巴细胞、浆细胞浸润、间质纤维化、伴有 IgG4 升高的累及多系统的疾病；Ⅱ型表现为中性粒细胞和嗜酸性粒细胞浸润引起的局部导管上皮细胞损伤。这两型慢性胰腺炎都出现显著的导管内蛋白栓、结石、钙化和假性囊肿等类似慢性胰腺炎的病理改变，临床表现也有相似性，表现为腹痛，腹痛特点符合胰腺感觉神经与躯体感觉神经的内脏－躯体汇聚规律，胰腺外表现也与慢性胰腺炎类似。

3. 胰腺癌

胰腺癌以腹痛为主要临床表现，疼痛位于中上腹部，或偏左或偏右，常伴有腰背部疼痛，一般为钝痛，疼痛的特点与慢性胰腺炎类似，具有相同的原理，但当胰腺癌出现转移时，转移癌浸润神经，引起另一性质的疼痛，即神经病理性疼痛（见后面的神经病理性疼痛章节）。胰头部的肿瘤可以压迫胆总管，引起黄疸。

4. 胰管结石

多数的胰管结石见于慢性胰腺炎，单纯的胰管结石属于少见病，随着

ERCP 等检查的开展，发现率有所增加。胰管结石引起梗阻，导致胰管阻塞，长期也可以引起胰腺的局部萎缩，因此临床表现与慢性胰腺炎类似。

5. 胰腺囊性肿瘤

胰腺囊性肿瘤包括浆液性囊性肿瘤、黏液性囊性肿瘤和导管内乳头状囊性肿瘤。多数没有临床表现，症状取决于肿瘤在胰腺内的部位，腹痛是主要的症状，一般程度轻微，主要表现为中上腹部钝痛，或偏左侧或右侧，腰背部疼痛少见。由于肿瘤生长缓慢，以向肿瘤外生长为主，因此没有慢性胰腺炎导致的胰腺内和导管内高压的情况，疼痛刺激主要来源于肿瘤对胰腺包膜的刺激，因此疼痛减轻，有时没有疼痛，而以发现腹部包块就诊。

三、脾脏疾病

脾脏的内脏感觉神经来自 T6 ~ 8，对应脊髓的内脏 – 躯体汇聚躯体感觉神经支配的部位为上腹部及腰背部，但是脾脏疾病很少伴有疼痛，脾脏疾病多数以脾脏增大、贫血、发热为主要临床表现。脾脏在功能上并不参与消化吸收，因此没有像胰腺那样的导管，并且组织疏松，不会出现器官内和导管内高压的现象，也不像肝脏那样在膈面上与壁腹膜延续，没有壁腹膜躯体感觉神经的支配，因此脾脏本身的疾病，尤其是慢性疾病，甚少出现疼痛的感觉。

四、食管、胃十二指肠疾病

胃和十二指肠的内脏感觉神经来自 T(6)7 ~ 8(9)，对应的脊髓后角内脏 – 躯体汇聚的躯体感觉神经支配区域为上腹部和腰背部，因此胃和十二指肠的内脏痛，常见的感受表现为以上部位的牵涉性疼痛。食管的痛觉由迷走神经传导，但是位于胸痛线以下部分食管的内脏感觉神经为 T5 ~ 8，对应的牵涉痛区域也是上腹部和腰背部，与胃和十二指肠疾病往往临床表现相似。食管、胃十二指肠慢性病引起的疼痛，性质上属于内脏躯体牵涉痛，根据其病理生理，结合其他症状来诊断。

1. 胃食管反流病

胃内容物反流入食管，可导致食管黏膜尤其是贲门的黏膜糜烂，或者咽部、喉、气管的组织损伤，主要的症状是胃灼热、反酸，也可引起呼吸道或慢性咽炎的食管外症状，例如语音改变、多痰、龋齿、咽炎、扁桃体炎、鼻窦炎、慢性咳嗽和哮喘等，严重者可引起慢性阻塞性肺部疾病[9]。胃灼热或胸骨后烧灼感是本病的特征性表现，反酸和胃灼热不属于痛觉，为黏膜内非痛觉感受器所感受，多在进食后出现，平卧、屈曲或任何增加腹压的因素均可诱发或加重胃灼热感。胃食管反流病还可出现腹痛、饱胀、嗳气等消化不良的症状，嗳气为气体反流，实际上是一种气体胃食管反流。

胃食管反流病的腹痛表现为上腹部或剑突下的疼痛，为食管下段黏膜被破坏，胃酸或胆汁刺激黏膜下层神经末梢的感受器引起，本质上是食管的内脏感觉通过脊髓后角的内脏－躯体汇聚引起的一种牵涉痛，属于内脏躯体牵涉痛，但疼痛并不是本病的特征性表现。心脏的感觉神经支配来自T1~5，与食管下段的感觉神经在脊髓后角也有内脏－内脏汇聚的解剖学基础，心脏的感觉与下腹部的躯体感觉神经也存在牵涉痛的解剖学基础，即内脏－躯体汇聚，有些心脏疾病也可能会出现上腹部或剑突后疼痛，也存在食管下段与心脏的内脏感觉相互敏化相互加强的现象，导致患者主观疼痛感受的不明确，诊断时需要全面考虑，仔细全面询问患者的感受，包括心脏疾病的其他临床表现，如心前区压迫感和呼吸异常等。

内镜下诊断胃食管反流病的主要依据是食管下段黏膜的糜烂，称为反流性食管炎，但是也有部分患者食管黏膜完好无糜烂，这部分患者为非糜烂性胃食管反流病，可能存在明显的反流，但食管黏膜抗腐蚀性的能力比较高，或是黏膜受体对胃酸感受的敏感性高，需要进行24h的pH值监测。

2. 嗜酸性食管炎

嗜酸性食管炎是一种以食管上皮嗜酸性粒细胞浸润为特征的病变，临床表现与反流性食管炎类似，表现为胃灼热、上腹部疼痛、胸骨后疼痛、吞咽困难或哽噎感。其与反流性食管炎不同的是PPI治疗无效[10]，且往往有变态反应的家族史或既往史等提示过敏的病史资料。

3. 食管裂孔疝

胃食管反流病与食管裂孔疝有密切的关系，由于食管裂孔疝的存在，导致胃食管反流的情况更容易发生，因此食管裂孔疝的临床表现往往是胃食管反流病的临床特点，腹痛的特点也类似。食管裂孔疝的诊断主要依靠影像学诊断和内镜诊断。

4. 食管贲门肿瘤

食管和贲门的肿瘤主要为上皮性肿瘤，包括食管癌和贲门癌，主要的症状为进行性吞咽困难，除晚期病例外，疼痛少见，主要表现为上腹部或胸骨后的隐痛或胀痛，内镜和上消化道造影是重要的诊断手段之一。

5. 贲门失弛缓症

贲门失弛缓症分为原发性和继发性两类，两者病因不同，均为少见病。原发性贲门失弛缓症是由于食管肌间神经丛的神经节细胞丢失，引起神经肌肉功能障碍所致，典型的临床表现是吞咽困难，固体和液体食物均受影响，时轻时重。长期未治愈的病例可出现反流和误吸的现象，表现为胸骨后不适、胸骨后烧灼感，性质与胃食管反流病类似，疼痛原理也类似。

6. 弥漫性食管痉挛

弥漫性食管痉挛是一种罕见病，以食管下 2/3 肥厚为主要的病理改变，典型的临床表现为严重的胸骨后疼痛或胸痛、吞咽困难[11]，间断发作，内镜和消化道造影通常无阳性发现，食管测压是主要的诊断手段。食管弥漫性痉挛是食管强直性收缩引起的真性内脏痛，因此定位明确，腹段食管的痉挛也可引起上腹部的疼痛。心绞痛也是一种剧烈的真性内脏痛，由于解剖部位邻近，弥漫性食管痉挛引起的疼痛有时与心绞痛难以鉴别。

7. 其他痉挛性动力性食管疾病

食管的其他痉挛性动力性疾病与弥漫性食管痉挛有类似的临床表现，如胡桃夹食管和高压下食管括约肌等，表现为胸骨后疼痛和吞咽障碍，有时也有上腹部疼痛的表现，疼痛的原理为食管痉挛性收缩引起的真性内脏痛。

8. 消化性溃疡

消化性溃疡是指胃和十二指肠的良性溃疡，是典型的消化内科疾病，多见于中青年，以腹痛为主要的临床表现，主要的特点是：

·慢性病程，周期性或间断性发作，时好时愈，反复发作。

·以腹痛为主要的表现，有一定的节律性，十二指肠溃疡的患者腹痛开始于早餐后 1~3h，持续至午餐进食后缓解，疼痛以空腹时明显为特点，多数还有夜间疼痛的情况；胃溃疡患者的腹痛常在早餐后 30min 至 2h 后出现，在下次进餐前消失，腹痛以进食时明显。

·发病与季节有关，深秋至次年春末发病率高，天气转变也可能诱发或加重疾病。

·精神、心理因素和生活习惯也影响疾病的发作，精神紧张、过劳、饮食失调可使疼痛出现或加重。

·溃疡所在的部位可有压痛，也可以没有压痛或者压痛不明显，胃溃疡的疼痛在上腹部正中或稍偏右侧，十二指肠溃疡的疼痛在右上腹部。

消化性溃疡患者多数伴有消化不良的表现，如腹胀、嗳气、恶心等非特异性的症状。无论是胃溃疡还是十二指肠溃疡，都可能表现为出血，出现大便隐血试验阳性、黑便或柏油样的便血；也会由于溃疡瘢痕的收缩，出现幽门梗阻或十二指肠梗阻的表现。典型的消化性溃疡，根据临床表现就可以做出正确的初步诊断，但是也有部分患者腹痛表现不典型，也存在胃溃疡的表现类似十二指肠溃疡，或者十二指肠溃疡的表现类似胃溃疡，甚至完全没有腹痛，直至溃疡穿孔才被发现。

消化性溃疡引起腹痛的性质相对复杂，主要表现在以下两个方面。

(1)消化性溃疡的典型腹痛与内脏躯体牵涉痛、空腔脏器痉挛引起的内脏躯体牵涉痛不同，其疼痛的原理还不明确

传统观点认为：消化性溃疡疼痛与溃疡周围水肿、炎症刺激使疼痛敏感性增高，胃和十二指肠溃疡周围的痉挛及胃酸刺激溃疡面的神经有关。但是溃疡周围水肿一般范围局限，所引起的疼痛属于牵涉痛性质的内脏躯体牵涉痛，不能否认这种类型疼痛的存在，但总体而言，其作用有限；而空腔脏器痉挛引起的疼痛属于真性内脏痛，表现为定位明确的剧烈疼痛，从消化性溃疡的疼痛特点看，也不符合实际的临床表现。

从消化性溃疡的疼痛与进食的规律看，胃酸的分泌和食物中和稀释与疼痛的程度相关，从疼痛的性质看，腹痛的特点为烧灼样疼痛，或者伴有烧灼感，因此消化性溃疡引起的疼痛主要与胃酸的刺激有关，此外胃壁的感觉神经末梢也分布到黏膜层，其中存在对酸敏感的神经末梢，在溃疡情况下，这些神经末梢直接暴露在酸的刺激下，引起疼痛的感受。在炎症的基础上，这种疼痛可能更加敏感，而胃酸的分泌与精神心理因素、季节、天气等有关。

进食后胃酸分泌增加，但是食物也稀释了胃酸，因此胃酸刺激溃疡面的感觉神经末梢引起腹痛不能解释胃溃疡的进食后疼痛和十二指肠溃疡的

空腹痛。因此也有观点认为[12]：空腹时十二指肠空虚，十二指肠的蠕动使溃疡面被碾压研磨而发生疼痛；进食时，胃酸分泌增多，负反馈地引起胃泌素的分泌减少，胃泌素对胃的运动有加强作用、对幽门有舒张作用从而促进胃的排空，胃泌素减少使胃蠕动减弱，胃酸排空也减弱，加重胃溃疡的疼痛。

　　在本质上，消化性溃疡引起的腹痛无疑是内脏痛，但其疼痛的性质与真性内脏痛不同，也与一般的内脏躯体牵涉痛不同，在疼痛感受的定位上比一般内脏躯体牵涉痛更加明确。这种疼痛除了通常的内脏躯体牵涉痛外，还加入黏膜下神经末梢被胃酸刺激引起的疼痛，以及溃疡面炎症引起的内脏疼痛的敏感性增加等因素，但疼痛的基本神经学原理并未发生改变。

　　（2）消化性溃疡也可出现明确的内脏躯体牵涉痛和躯体性疼痛

　　当胃壁或十二指肠壁被不断腐蚀，消化性溃疡逐渐加深，出现穿透性溃疡的改变，除原有性质的腹痛加重外，还可能有出血增加，伴有贫血的表现，另外还出现以下变化：溃疡向后穿透，胃或十二指肠的内容物刺激腹腔后壁的腹膜，产生腰背部疼痛，属于牵涉性疼痛，本质是一种内脏躯体牵涉痛；穿透性溃疡向前壁穿透，与前腹壁粘连，胃或十二指肠内容物刺激前腹壁，产生定位明确的躯体性疼痛，并且由于胃酸和胆汁属于比较强烈的刺激物，因此疼痛剧烈，并且为持续性。

　　特殊类型的消化性溃疡由于溃疡部位和大小的特殊特点，临床症状也有特殊的表现。胃溃疡合并十二指肠溃疡为复合性溃疡，腹痛更加明显，病程长，药物控制效果差。溃疡直径大于2.5cm的称为巨型溃疡，疼痛节律性不明显，容易出血和穿孔。溃疡在十二指肠球部以外的部位为十二指肠球后溃疡，疼痛性质与一般溃疡相同，但是更加严重。胃泌素瘤引起的消化性溃疡，一般发生溃疡的部位为十二指肠的第二和第三段，为多发性溃疡，胃泌素水平增高，内科治疗效果差或手术治疗后很快又复发，应想到此病可能。

　　消化性溃疡的主要诊断手段为内镜检查，可以直观检查溃疡的形态，并在内镜下取组织进行病理检查，上消化道造影等检查在目前的医疗条件下已经较少应用，但在溃疡合并幽门梗阻等情况下应用较多。

　　9. **慢性胃炎**

　　慢性胃炎一般可分为浅表性胃炎、萎缩性胃炎和肥厚性胃炎，可发生在各个年龄阶段，主要依靠胃镜下诊断。慢性胃炎的表现多数为非特异性，即所谓的消化不良的症状，包括上腹部不适、腹胀、腹痛、上腹部烧灼感、恶心、呕吐、嗳气等。慢性胃炎的腹痛，可以仅仅是胃黏膜慢性炎症引起的内脏躯体牵涉痛，临床症状的基础为内脏感觉神经与躯体感觉神经在脊髓后角汇聚引起的牵涉性疼痛，为上腹部模糊的疼痛。真性内脏痛除了空腔脏器痉挛引起的绞痛外，还可以是腹部中线定位模糊的疼痛，这种上腹部中线部位的疼痛也可能是真性内脏痛，单纯从感受看，很难分清其性质，但慢性胃炎出现背部的疼痛，即可以明确认为属于内脏躯体牵涉性疼痛。慢性胃炎的疼痛也可以是存在黏膜糜烂的情况，甚至是没有黏膜糜烂的情况下，由于胃酸刺激黏膜的神经末梢，引起类似胃溃疡的疼痛和上腹部烧灼感。临床也观察到在小儿慢性胃炎中存在内脏牵涉痛有关的胸痛和头痛现象[13]。

10. 胃 癌

胃癌是胃黏膜来源的恶性肿瘤，胃癌的症状和体征是非特异性的，在没有胃或其他脏器器质性病变的人中也可能存在，主要是消化不良和疲劳等症状，当病变发展到一定程度时还会出现消瘦、吞咽困难、呕吐、出血、腹部肿块等情况。胃癌的临床表现中也可能出现腹痛，腹痛的特点与慢性胃炎的腹痛或胃溃疡的腹痛特点相同，腹痛原理也一样。胃镜检查是主要的确诊手段之一，因胃癌与慢性胃炎及胃溃疡等良性病变存在症状上的相似性，特别是早期癌，单纯依靠症状难以鉴别，对于有症状者甚至无症状者，胃镜检查是发现早期胃癌的有效措施之一。

11. 胃间质瘤或其他黏膜下占位性病变

胃间质瘤是胃肠道起搏细胞，即 Cajal 间质细胞来源的肿瘤，位于胃的黏膜下层，可以无症状，或者出现类似慢性胃炎的症状，当肿瘤较大，可以出现表面的黏膜出现溃疡，出现胃溃疡类似的症状，或者以胃出血为首发症状，腹痛的表现和原理也类似。其他胃黏膜下来源的肿瘤也有类似的临床表现，单纯依靠症状很难确诊和鉴别诊断，确诊主要依靠检查，如胃镜、CT 等。

12. 胃十二指肠结核

胃十二指肠结核在当前属于少见病，多见于中青年，多数有肺结核的病史，有结核中毒的表现。胃十二指肠结核主要的临床表现类似慢性胃炎或胃溃疡，包括上腹部不适或隐痛、反酸、嗳气、腹胀、呕吐等。临床表现差异较大，从轻微不适到幽门梗阻的表现均有可能。疼痛的特点为上腹部隐痛，疼痛无规律性，抑制胃酸药物缓解疼痛的作用较差或无作用。结核杆菌对胃黏膜的影响在不同的人和不同的病情下存在差异，胃黏膜从完整、糜烂到溃疡都可能存在，因此对胃的感觉神经刺激也存在差异。胃黏膜轻微的病变下，感觉神经刺激轻，疼痛表现类似于慢性胃炎的内脏躯体牵涉痛，形成胃十二指肠黏膜糜烂或溃疡即类似于溃疡的疼痛。需要注意的是结核杆菌通常位于黏膜层以下，胃镜下发现溃疡并取组织活检也可能取不到结核杆菌的样本[14]，而在手术切除后的标本才能发现结核杆菌的存在。

13. **胃血吸虫病**

胃血吸虫病目前已经罕见，主要见于疫区的患者，主要表现为上腹部疼痛或不适，或伴有恶心、腹胀等消化不良的表现，当血吸虫卵或虫体沉积形成较大的肿物时，可能出现幽门梗阻的表现，出现呕吐。多数情况下胃血吸虫病的腹痛类似慢性胃炎，疼痛的原理为血吸虫卵或虫体沉积引起的慢性炎症刺激胃黏膜的内脏感觉神经引起，为内脏躯体牵涉痛。也可出现黏膜溃疡，出现类似胃溃疡的腹痛，甚至出现黑便。

14. **胃石症**

胃石症是胃内容物凝结于胃内而形成，主要见于进食大量未成熟的柿子等含胶质较多的水果，胃石症目前已属少见病。胃石症的临床表现为：进食易于形成胃石的食物后 30min 至 12h 出现上腹部疼痛，性质类似于急性胃炎，此后反复出现上腹部的疼痛，性质类似于慢性胃炎，可伴有腹胀，有时可触及上腹部包块，较大的胃石可能堵塞幽门，诱因类似于幽门梗阻的表现。X 线检查可看到网状不规则可移动的团块，有提示诊断的意义；胃镜检查可直观看到胃石，可以确诊。胃石症刺激胃黏膜内的病变，疼痛原理与急性胃炎及慢性胃炎相同，有时由于胃石对胃黏膜的破坏，可以出现胃溃疡的表现，疼痛原理也与胃溃疡相同。

15. **胃憩室与憩室炎**

胃憩室及憩室炎属于少见病，多数无症状，或只有模糊的症状，多数为胃镜检查偶然发现。临床表现与慢性胃炎类似，疼痛的原理也相同，也可以出现类似溃疡的疼痛[15]。罕见胃憩室穿孔或出血的病例，临床表现与胃溃疡穿孔或出血相似。

16. 胃黏膜皱襞肥厚

胃黏膜皱襞肥厚是胃黏膜皱襞的异常增大，胃镜下吹气不能使胃黏膜变平，在胃镜下通过圈套或抽吸技术切除全层黏膜活检是主要的诊断方法，可以显示出特征性的胃小凹畸形生长、迂曲、腺体扩张、小凹和腺体比例反转、显著的壁细胞丢失，胃黏膜皱襞肥厚没有炎症细胞浸润，这点是与其他疾病鉴别的重要因素。症状包括局部和全身的表现，局部的症状包括上腹部疼痛、恶心、呕吐、胃肠道出血和腹泻，全身症状包括大量蛋白质丢失、体重减轻和周围性水肿。由于胃酸和胃蛋白酶等分泌减少，患者往往出现进食后腹胀等消化不良的表现。腹痛的表现类似慢性胃炎，疼痛的原理也是黏膜的感觉神经受刺激引起的内脏躯体牵涉痛，有的案例疼痛较重，类似胃溃疡的表现。根据局部和全身症状可以做出印象诊断，确诊有赖于胃镜检查及组织学检查。

17. 十二指肠憩室与憩室炎

十二指肠憩室是憩室病的常见发病部位，发病率仅次于结肠憩室[16]。十二指肠憩室是黏膜通过肌层间的间隙向外膨出，常见于十二指肠降段内侧，多数无临床表现。腹痛是本病的主要临床表现，表现为右上腹的钝痛或胀痛，部位更加靠近脐部，持续时间可以从几分钟到几天，可出现背部疼痛，但右肩胛部疼痛少见，主要的体征为右上腹部压痛，压痛点比胆囊疾病的压痛点低。十二指肠属于 T6～8 的内脏感觉神经支配，对应的躯体 T6～8 的感觉神经支配区域为背部及上腹部，十二指肠憩室炎为以上神经支配关系的牵涉痛，属于内脏躯体牵涉痛；胆囊的为 T(5)6～8(9) 的内脏感觉神经支配，对应的躯体感觉神经支配范围与十二指肠重叠，但包括右肩胛部。因此，胆管疾病可出现有肩胛部牵涉痛，而十二指肠疾病很少出现右肩胛部牵涉痛。由于进食时食物容易进入憩室，而空腹时食物流出或部分流出憩室，十二指肠憩室或憩室炎常出现夜间疼痛减轻的现象。由于十二指肠憩室邻近胆总管，可出现憩室压迫胆管系统，引起胆管系统疾病类似的腹痛和黄疸，与胆管系统疾病容易混淆，十二指肠憩室引起的黄疸多数为间歇性，胆管被影响而引起的腹痛也为间歇性。十二指肠憩室可出现穿孔和出血的情况，表现出与十二指肠溃疡穿孔和上消化道出血相似的临床表现。CT、上消化道钡餐透视是主要的检查手段，胃镜和超声检查也是手段之一。总体而言，十二指肠憩室炎与慢性胆囊炎或胆管疾病的临床表现容易混淆，仔细询问病史和体格检查可以提供诊断的线索，结合夜间疼痛减轻的特点，可以得出初步诊断，最后需要影像学的确诊。

18. 十二指肠癌

十二指肠癌是指发生于十二指肠乳头或壶腹部以外的恶性肿瘤，多发生于老年人，属于罕见病，临床表现视癌肿的特点而不同，肿块型的癌肿可能无腹痛的表现，溃疡型的癌肿可能出现与十二指肠溃疡相似的临床表现。病变后期，由于癌肿的堵塞，出现类似幽门梗阻的表现。内镜、上消化道造影或 CT 检查等是主要的检查手段之一。

五、迷走神经与上腹部疼痛的伴随症状

迷走神经是体内形成最长的神经，分支支配头颈部、胸部、腹部，属于混合神经，包括躯体感觉神经、内脏感觉神经、躯体运动神经、内脏运动神经。胸腔和腹腔内的内脏感觉神经纤维经迷走神经传入，在孤束核交换神经元后，部分交叉或部分不交叉继续上行至大脑的下丘脑和网状结构，属于双侧支配，并且伴随情绪反应。上腹部脏器病变引起的疼痛感觉主要有交感神经中的感觉神经传导，而迷走神经属于副交感神经，传导恶心、腹胀等感觉，这些感觉往往是腹痛的伴随症状，并可有不同程度的情绪反应。此外迷走神经还将心脏与上腹部脏器的感觉联系起来，临床上观察到胃食管反流病通过迷走神经影响到心率的现象[17]。

六、小 结

在胚胎学上，胃、十二指肠、肝脏、胆囊、胆管、胰腺具有共同的胚胎学来源，因此其神经支配也具有一致性，主要由 T5 ~ 9 的感觉神经支配，加上迷走神经的感觉传导作用，使上腹部脏器病变导致的疼痛容易混淆。从上述疾病可以看出，只有当脏器受到实质性损害时，如胃和十二指肠的溃疡，疼痛才具有典型的特点，多数的上腹部脏器慢性病变腹痛的临床表现不典型，容易混淆，需要自己鉴别，结合相关的辅助检查进行诊断。

第二节 中肠来源器官病变引起的腹痛

中肠来源的器官包括从 Treitz 韧带至横结肠中右侧段的肠管，包括空肠、回肠、盲肠、阑尾、升结肠和横结肠的右侧段。这些脏器及其系膜的

内脏痛觉传入神经与交感神经伴行，来自 T9 ~12 和 L1，对应的内脏 – 躯体汇聚躯体感觉神经支配的区域为腹部及腰背部，是皮节规律分布最典型的脏器，因此中肠来源脏器的急性腹痛具有明显的皮节分布特点，最为典型的就是急性阑尾炎的腹痛，实际上中肠来源脏器疾病的慢性腹痛实际也具有典型皮节规律的牵涉痛特点。

一、慢性阑尾炎

阑尾的内脏感觉神经来自 T10，也有观点认为来自 T10 ~ 12 和 L1，对应的内脏 – 躯体汇聚躯体感觉神经支配的区域为脐部或脐周所在的皮节。慢性阑尾炎是比较常见的疾病，多数有急性阑尾炎的病史，主要表现为右下腹部疼痛，常为间歇性隐痛，属于内脏躯体牵涉痛，也可表现为模糊的不适感而无明显的疼痛，长时间运动、长时间站立或剧烈运动时可以加重，当出现急性发作时，可有明显的右下腹疼痛或转移性腹痛的症状。主要的体征是右下腹部压痛。根据急性阑尾炎的病史、右下腹部疼痛和右下腹部压痛，可以初步得出慢性阑尾炎的诊断，但也有一部分患者无急性阑尾炎的病史，单纯表现为右下腹部疼痛，容易与慢性输卵管炎、慢性盆腔炎、右侧输尿管结石等疾病混淆。钡剂灌肠检查可发现阑尾炎造影剂充盈异常或不显影，是诊断慢性阑尾炎最有力的依据。

二、肠结核

肠结核多见于青壮年，近年由于结核病发病率增高，肠结核有增多的趋势。理论上整个肠道均可出现肠结核，但回盲部是肠结核最常见的部位，肠结核分为溃疡型结核和增殖型结核两类，以溃疡型结核多见。溃疡型肠结核主要的症状是腹痛、腹泻和结核的相关症状，如发热、盗汗、疲乏、消瘦和贫血等。增殖型肠结核形成的肉芽肿，常导致肠腔狭窄而出现肠梗阻的症状。肠结核（主要是溃疡型结核）的腹痛主要表现为阵发性的绞痛，轻度到中等，也可表现为隐痛，右下腹部为常发部位，也可表现为全腹部疼痛。进食可诱发或加重腹痛，一般认为是由于进食引起胃肠蠕动的增加，导致肠痉挛所致，排便后腹痛可缓解。肠结核的腹痛有符合内脏 – 躯体汇聚的皮节规律的内脏躯体牵涉痛，也有肠痉挛引起的真性内脏痛。根据肺结核的病史、腹痛、腹泻的特点和结核的特殊症状，可以做出初步的诊断，结核菌素（PPD）试验、大便中找到或培养出结核杆菌、内镜检查、消化道造影或 CT 等，都是有效的辅助检查手段，但肠结核与克罗恩病、白塞病鉴别困难。

三、肠系膜淋巴结结核

肠系膜淋巴结结核多数继发于肠结核或血行播散性结核，多见于儿童和青少年，也可见于成年人，往往具有全身结核中毒表现和局部表现，临床表现复杂。全身结核中毒表现为乏力、食欲减退、消瘦、发热、盗汗等，局部的症状主要是腹痛，通常表现为脐周疼痛，可出现腹痛急性发作性加重，疼痛的性质为牵涉痛，为内脏感觉神经与腹壁的躯体感觉神经在脊髓后角的内脏－躯体汇聚有关的内脏躯体牵涉痛。体征差异较大，早期一般没有体征，随着病情的发展，可在脐周触及大小不等、质硬相互粘连的淋巴结团块，多数不可推动，伴有压痛。青年或青少年患者，根据结核的全身表现，结合腹部症状和体征，以及影像学等检查手段，可以获得足够的资料支持诊断。

四、克罗恩病

克罗恩病可以累及从口腔至肛门的全消化道，但常见于末端回肠及盲肠升结肠，克罗恩病的疼痛是由于黏膜病变刺激内脏感觉神经引起的内脏躯体牵涉痛，其原理为牵涉性疼痛，常表现为右下腹部的疼痛，为慢性间歇性的右下腹部疼痛。克罗恩病有时可出现类似急性阑尾炎的临床表现，右下腹部疼痛及白细胞升高，腹痛多为绞痛，在排便前出现，排便后缓解。除了腹痛，克罗恩病临床表现包括低热、恶心、腹胀、腹泻、便血、肠梗阻症状和肛瘘等肛周疾病。克罗恩病的体征不明显，可存在腹部压痛，有时可触及炎性包块。内镜检查、血清学标志物和影像学检查是主要的检查手段。

五、白塞病

白塞病累及胃肠道的临床表现类似于克罗恩病，腹痛的特点也相类似，需要内镜和病理进行鉴别诊断。

六、小肠憩室与憩室炎

憩室是小肠壁的囊状突出，包括真性憩室和假性憩室两种。真性憩室是指肠壁的全层突出，憩室包含完整的肌层，Meckel 憩室属于真性憩室；假性憩室是指黏膜层突破固有肌层向外突出，憩室中没有肌层的成分，假性憩室突出的部位常常是血管穿过肌层的部位，是一个薄弱点，因此假性憩室旁常有血管存在。小肠假性憩室多分布在空肠，没有症状，当憩室存在食物残渣潴留，出现炎症时，可以刺激内脏感觉神经，引起上腹部或脐周疼痛，其原理是内脏感觉神经与躯体感觉神经在脊髓后角的内脏 – 躯体汇聚引起的牵涉痛，性质为内脏躯体牵涉痛；小肠假性憩室也可以引起便血等临床表现，或表现为腹胀等非特异性的消化不良症状。Meckel 憩室是一种真性憩室，Meckel 憩室内常有异位的胃黏膜存在，消化道出血是常见的临床表现，由于 Meckel 憩室与阑尾具有类似的解剖结构，解剖位置也与阑尾相邻，当出现炎症时，临床表现与急性阑尾炎或慢性阑尾炎类似，疼痛原理也相似。小肠假性憩室一般体积较小，CT 等检查容易漏诊，消化道造影可以直观显示憩室的分布和形态。Meckel 憩室虽然体积比小肠憩室大，但是超声检查和 CT 检查准确率不高[18]，此外，消化道造影对 Meckel 憩室的发现率也不高，由于 Meckel 憩室内常有异位的胃黏膜[18]，放射性核素锝 99(^{99}Tc) 是较为理想的检查手段。

七、小肠肿瘤

原发性小肠肿瘤总体发病率不高，主要以间质瘤为主，也可见腺瘤或腺癌，由于发病部位的原因，往往检出率也不高，有的病例是在影像学检查时偶然发现，有的病例是由于小肠肿瘤引起的肠套叠而在手术中发现。原发性小肠肿瘤主要的症状为腹痛和消化道出血，腹痛多为持续性隐痛，表现为脐周或上腹部的疼痛，随着病情的发展可逐渐加剧。这种疼痛属于牵涉痛，为内脏躯体牵涉痛。随着病情的发展，可能出现不完全性肠梗阻的表现。消化道造影、小肠镜、胶囊内镜、CT、超声等都可以作为检查的手段。

八、盲肠和右半结肠肿瘤

盲肠和右半结肠的内容物为尚未成形的粪便，因此这个部位的肿瘤可以长到比较大的体积而不引起腹痛和肠梗阻的表现，但由于病变的表面溃烂或溃疡，往往可出现慢性出血的表现，表现为疲乏、皮肤黏膜苍白等。由于肿瘤引起的腹痛往往是隐痛，表现为下腹部的隐痛，属于牵涉痛，性质为内脏躯体牵涉痛。但是当肿瘤侵犯腹壁时，可以刺激壁腹膜，引起定位明确的躯体性疼痛。肠镜检查是理想的确诊手段，钡剂灌肠检查或 CT 检查也可作为诊断和评估手段之一。

九、肠系膜动脉硬化

肠系膜动脉硬化引起血管管腔狭窄，可产生相对的血供不足，在动脉痉挛时，可出现发作性的腹部疼痛，本病多见于老年患者，确诊需要血管造影技术。这种疼痛是由于一过性肠道血供相对不足引起，一般来说需要 2 支或 2 支以上的动脉狭窄才引起腹痛的症状[19]，为小肠缺血引起的疼痛，疼痛的原理为内脏感觉神经与躯体感觉神经在脊髓后角的内脏 – 躯体汇聚引起的牵涉痛。

十、肠系膜上动脉综合征

由于肠系膜上动脉与主动脉的夹角过小，导致其间的小肠被压，而产生梗阻的症状，是肠系膜上动脉综合征的主要原因，临床少见。一般肠系膜上动脉与主动脉的夹角 < 25° 即可产生症状，主要表现为腹痛、腹胀，餐后腹痛伴恶心、呕吐为特征性的临床表现[20]，呕吐后腹痛可缓解，做四肢跪地的动作，使小肠下垂，肠系膜上动脉与主动脉的角度加大，对小肠的压迫减轻或消失，也可以缓解腹痛。肠系膜上动脉综合征一般由先天发育因素导致，但快速的体重丢失也可能引起肠系膜上动脉综合征[21]，在当今的社会观念下，年轻女性为了形体而进行快速减重有时会导致该病的发生。

十一、肠系膜脂膜炎

肠系膜脂膜炎的基本病变可能是肠系膜的小血管病变，小血管内血栓形成，导致肠系膜脂肪营养不良，从而产生退行性改变、坏死、纤维化，导致肠系膜挛缩，或形成结节样包块，包块质地硬，常与肠管或腹膜粘连。肠系膜脂膜炎的病因不清，又称肠系膜脂肪肉芽肿、脂肪硬化性肠系膜炎、肠系膜营养不良或 Weber Christian 病。该病发病率低，男性较女性多见，以老年男性发病率高，多数无自觉症状，从一些个案报道看出现症状者多以腹痛为主要表现[22]，表现为腹部的隐痛，也可以出现阵发性腹痛的表现。腹痛的原因与肠系膜的纤维化和非特异性炎症对肠系膜感觉神经的刺激引起，表现为内脏躯体牵涉痛，因此感受为腹部的隐痛；由于肠系膜的挛缩，小肠随之被牵拉加上粘连等影响，可以影响到小肠的运动和通畅，因此有时表现为小肠梗阻的表现，出现阵发性腹痛。肠系膜包块增大者，有时可以被触及。由于本病罕见，症状不典型，诊断困难，正确的诊断应建立在熟悉临床特征和多层螺旋 CT 特征的基础上[23]。

十二、肠系膜占位性病变

肠系膜的占位性病变包括各种类型的囊肿和肿瘤，一般无自觉症状，多数在检查中偶然发现，出现症状者主要表现为腹部的隐痛，体积大的肿瘤可能被触及。

第三节　后肠来源器官病变引起的腹痛

后肠包括左侧的横结肠、降结肠、乙状结肠及直肠，痛觉为 T9~S4 的内脏感觉神经支配，其中横结肠为 T9~11，降结肠为 L1~2，乙状结肠、直肠为 S2~4；对应躯体皮节的神经支配部位为下腹部、大腿和肛周。降结肠是粪便传输的部位，乙状结肠和直肠是粪便临时储存的部位，后肠的病变主要表现为排便习惯和大便性状的异常，腹痛并非主要的临床表现。

一、结肠憩室和结肠憩室炎

结肠憩室多见于中老年人，以乙状结肠和降结肠为常见发病部位，结肠憩室为黏膜突破肌层向外疝出而形成，为假性憩室，多数无临床表现，当合并感染形成结肠憩室炎时，可出现腹痛的表现，一般为急性腹痛，但可慢性反复发作。腹痛表现为左下腹部疼痛，伴白细胞升高，也可出现发热，可伴有大便习惯或性状的改变。腹痛的性质为内脏躯体牵涉痛，其原理为牵涉痛。一般憩室通常体积不大，CT 等检查发现的机会不多，特别是在腹痛发热等急诊情况下，钡灌肠和肠镜检查可以直观发现憩室。

二、溃疡性结肠炎

溃疡性结肠炎是大肠黏膜的病变，常累及直肠，可向上延伸至部分或全部的结肠。溃疡性结肠炎的主要临床表现是腹泻、血便、里急后重、黏液便和腹痛。主要的体征是：直肠指诊时肛管压痛，指套带血，左下腹部可有或无压痛，中毒性结肠炎时腹痛明显，可出现腹膜炎的腹肌紧张、压痛及反跳痛的表现。腹痛主要位于左下腹部，发作期加重，甚至为绞痛，缓解期腹痛减轻，为隐痛，甚至无腹痛的表现，腹痛常在排便后减轻或消退。溃疡性结肠炎缓解期间的腹痛性质为内脏躯体牵涉痛，性质为牵涉痛，而发作期间的剧烈绞痛，性质为真性内脏痛。溃疡性结肠炎主要依靠内镜和活检确诊，钡灌肠和 CT 也是诊断和评估的手段之一。

三、慢性细菌性痢疾

痢疾是一种表现为发热、肠绞痛和频发少量黏液脓血便的临床综合征，致病菌为志贺杆菌，急性细菌性痢疾治疗不当可演变为慢性痢疾。慢性细菌性痢疾的肠绞痛是一种真性内脏痛，为肠道急迫排除内容物所致，排便后腹痛缓解。

四、左半结肠癌和直肠癌

左半结肠癌和直肠癌一般以便秘、腹泻、大便性状改变为主要临床表现，癌组织破溃时可发生出血，无腹痛或仅表现为轻微的隐痛。这种疼痛性质为内脏躯体牵涉痛，原理为牵涉痛。当肿瘤进展到引起肠梗阻时，可引起相应的症状。

第四节　泌尿生殖系统疾病引起的腹痛

慢性盆腔疼痛（chronic pelvic pain，CPP）是指，疼痛部位在脐以下到盆腔间歇性或持续性的疼痛，疼痛导致功能丧失，持续时间至少 6 个月，疼痛与妊娠无关，并且不只是发生于月经期或性交时。慢性盆腔痛常见于育龄妇女，病变可起源于盆腔内外的脏器和周围组织，一般按照系统划分，病因涉及生殖系统、泌尿系统、消化系统和运动系统。从疼痛的性质看包括躯体性疼痛、内脏痛、神经病理性疼痛、功能性胃肠病相关的疼痛和心理因素相关的疼痛；从盆腔的局部解剖角度看包括前盆腔、中盆腔、后盆腔和盆底的疾病，因此疼痛涉及多学科因素，诊断困难。泌尿系统和生殖系统的感觉神经支配与胃肠道相似，仍然具有典型的皮节规律，其病变引起的慢性疼痛原理也符合神经学的特点。

一、慢性膀胱炎

膀胱底部为 T11～12 和 L1 内脏感觉神经支配，对应的脊髓后角内脏－躯体汇聚的躯体感觉神经支配区域为下腹部、腰骶部；膀胱颈为 S2～4 的内脏感觉神经对应的脊髓后角内脏－躯体汇聚的躯体感觉神经支配区域为外生殖器和会阴部。慢性膀胱炎为膀胱慢性炎症刺激内脏感觉神经，经T11、T12 和 L1 传导，表现为对应躯体感觉神经支配区域下腹部的疼痛，有时还伴有腰骶部疼痛。如果炎症波及范围比较广，还可能有尿痛的表现，其他症状包括尿频、尿急、脓尿等。

二、膀胱疼痛综合征或间质性膀胱炎

国际控尿协会将膀胱疼痛综合征或间质性膀胱炎定义为一种与膀胱充盈相关的耻骨上疼痛，并伴随其他症状，如白天或夜尿次数增多，同时除外泌尿系统感染和其他病理改变。主要见于 30～50 岁的女性，病因不清，首要的症状是下腹部正中的疼痛，感觉到与膀胱相关的压迫或不适感，伴尿频、尿急和夜尿等。疼痛的原理是膀胱充盈刺激膀胱的神经引起，也属于内脏躯体牵涉痛。

三、慢性前列腺炎

据统计 40～81 岁的中国男性慢性盆腔痛（下腹部疼痛）的终身风险为25.3%[24]，慢性前列腺炎是其原因之一。慢性前列腺炎的疼痛与慢性膀胱炎类似，表现为下腹部疼痛，为内脏躯体牵涉痛，原理与慢性膀胱炎相同。根据前列腺其他功能引起的症状可作为鉴别诊断的依据，包括早泄、遗精、射精痛，小便终末有脓性分泌物等。直肠指诊可触及增大或缩小、质地变硬的前列腺。前列腺液、精液检查可协助诊断。前列腺的内脏感觉神经来源于 T10～11 交感神经成分，为内脏痛的传导神经，对应脊髓后角内脏－躯体的躯体神经支配区域为下腹部及腰骶部，与膀胱的感觉神经支配重叠，另有来自副交感神经的 S2～4 感觉神经成分。慢性前列腺炎的刺激信号还可以通过 S2～4 来源的副交感神经传导，引起内脏牵涉痛和内脏躯体牵涉痛，表现为膀胱颈部和盆底肌痉挛性收缩引起的疼痛或功能障碍[25]。

四、慢性盆腔炎、慢性输卵管炎、慢性卵巢炎

慢性盆腔炎多见于女性，常有妇科疾病的病史，由于急性盆腔炎影响到输卵管和卵巢，引起相应的慢性改变，因此慢性盆腔炎包括输卵管炎、卵巢炎、输卵管积脓、输卵管积水，还可能出现输卵管结核，有时还会与大网膜、小肠粘连。慢性盆腔炎平时无症状，可出现间歇发作，主要表现为下腹部的疼痛，一般程度轻，为隐痛，这种疼痛或为壁腹膜受慢性刺激引起，性质为躯体性疼痛，也可以是输卵管、卵巢内的内脏感觉神经受刺激引起的内脏躯体牵涉痛，这个内脏躯体牵涉痛以下腹部为主，但由于大网膜和小肠粘连引起的症状，有时可出现脐周和上腹部的内脏躯体牵涉痛，查体有下腹部的轻度压痛。常伴有白带增多、月经异常、痛经、不孕等妇产科状况。慢性盆腔炎可引起卵巢功能的减退，可导致子宫异常出血。慢性盆腔炎的疼痛表现特异性差，诊断需要仔细排除其他疾病。

五、子宫内膜异位症

子宫内膜可种植于盆腔的任何部位，包括卵巢、直肠子宫陷凹、腹膜、各种韧带等，不同部位引起的疼痛机制不同，但子宫内膜异位症罕见浸润神经[26]，因此一般以躯体性疼痛和内脏痛为主，神经病理性疼痛罕见。子宫内膜异位症的临床表现类似慢性盆腔炎或无明显的症状，在月经期，由于子宫内膜的出血，出现疼痛急性加重的现象，这种月经期疼痛加重的现象是子宫内膜异位症的特征性表现，其他特殊的临床表现包括深部性交痛、非周期性盆腔疼痛、痛经、排尿或排便时疼痛等。根据月经期疼痛的特点往往可以考虑到诊断，但女性青少年的子宫内膜异位症往往容易误诊[27]。

六、子宫腺肌症

子宫腺肌症是子宫内膜侵入子宫肌层所引起，以痛经为主要临床表现，由于子宫增大、变硬，有时在双合诊时可以触及。这些表现有时与子宫内膜异位症难以区分，超声[28]和 MR 检查都是理想的诊断和鉴别诊断手段。

七、子宫肿瘤

子宫肿瘤早期通常无疼痛的症状，以阴道出血或异常分泌物为主要临

床表现，晚期的子宫恶性肿瘤可引起癌性疼痛。但子宫肌瘤由于变性或血供受损，也可以出现疼痛。

八、卵巢肿瘤

卵巢肿瘤一般无腹痛的症状，因肿瘤蒂扭转或肿瘤内出血、肿瘤破裂，可以出现急腹症的症状，导致急性腹痛。

九、盆腔静脉淤血综合征

盆腔静脉淤血综合征是一种慢性盆腔痛超过 6 个月，伴有外阴会阴静脉曲张的疾病[29]。由于静脉淤血、扩张，使子宫及附件出现增生、淤血和肿胀，出现盆腔钝痛，由于静脉与子宫及附件具有相同的神经支配，因此其疼痛部位与原理也相同，有时伴有大腿上部的疼痛。盆腔静脉淤血综合征的疼痛为非周期性[30]，但月经期、性交、劳累等可以使淤血加重，出现疼痛加重，这是盆腔静脉淤血综合征与其他原因引起疼痛的主要鉴别点。此外，盆腔静脉淤血综合征有较高的女性左下肢静脉性溃疡发生率[31]，与合并左腿静脉淤血有关。

十、盆腔脏器脱垂

盆腔脏器脱垂使盆底的组织、筋膜、韧带受到牵连，也可影响静脉的回流，导致静脉迂曲，这种改变可以刺激其内脏感觉神经，引起相应的内脏躯体牵涉痛，表现为下腹部及下背部的疼痛，也可能伴随月经过多或性交痛。脱垂的脏器可以影响肠道和膀胱，引起相应的症状。

十一、泌尿系结石

肾脏和输尿管称为上尿路，支配其内脏感觉神经为 T10 ~ 12、L1 ~ 2，对应的脊髓后角内脏 – 躯体汇聚的躯体感觉神经支配区域为下腹部及腰背部。肾和输尿管结石主要表现为与活动有关的血尿和疼痛。程度与结石的大小、部位、活动以及有无并发症有关，结石越小症状越明显。疼痛主要表现为腹部或腰背部的疼痛，根据结石部位的不同而有差异，属于内脏感觉神经传导的内脏躯体牵涉痛，性质上为牵涉痛。当结石嵌顿于肾盂输尿管连接处或输尿管，引起完全性梗阻时，可引起输尿管的痉挛，引起肾绞痛，本质上是一种真性内脏痛。这种真性内脏痛也可以引起牵涉痛，部位为脊髓后角内脏－内脏汇聚的泌尿系和内脏－躯体汇聚的躯体感觉神经对应的部位，肾盂和输尿管连接处的肾绞痛，可以引起同侧睾丸、阴唇和大腿内侧的疼痛，位于输尿管膀胱壁内段的结石引起的肾绞痛，可以引起尿道和阴茎头的疼痛。当结石合并感染时，可出现发热、尿频、尿痛等症状。

膀胱底部的内脏感觉神经来源于 T10~12 及 L1，对应的脊髓后角内脏－躯体汇聚的躯体感觉神经支配区域为腰背部及下腹部，膀胱颈部的内脏感觉神经来源于 S2~4，对应的脊髓后角内脏－躯体汇聚的躯体感觉神经支配部位为会阴部及大腿内侧，尿道的内脏感觉神经与膀胱颈部相同。膀胱结石引起的疼痛是由于结石突然堵塞或嵌顿于尿道出口引起，导致排尿突然中断和疼痛，当有体位变化或跑跳等动作后疼痛消失，因此这种疼痛与上尿路结石引起的肾绞痛类似，属于真性内脏痛，可放射到阴茎头部与远端尿道，为内脏与内脏间的牵涉痛。尿道结石嵌顿引起的疼痛具有类似的特点，也属于真性内脏痛，疼痛剧烈，可出现尿流中断或点滴状排尿。

第五节 腹膜、腹膜后、胸部或全身性疾病等引起的腹痛

前面所论述的疾病是按腹腔、盆腔脏器的胚胎发育规律进行分类的，内脏感觉符合神经系统的皮节规律，但有些病变涉及范围广，腹痛范围广泛，疼痛性质多样。

一、腹膜疾病

腹膜疾病包括腹膜的炎症、腹腔粘连和肿瘤性疾病，各有不同的特点，常见的疾病如下。

1. 结核性腹膜炎

结核性腹膜炎多见于青壮年，多数继发于肺结核、胸膜结核、肠结核等疾病，临床表现为结核中毒症状与腹痛，包括发热、腹痛、腹泻，有时腹泻与便秘交替。腹部触诊可触及柔韧感或搓面团感，有时可触及腹部肿块，叩诊可呈腹水的移动性浊音。结核性腹膜炎的腹痛是壁腹膜受刺激引起的躯体性疼痛，由于结核杆菌引起的渗出、腹膜粘连或干酪样病变与一般细菌感染不同，所以一般腹痛不严重，多数为持续性隐痛或钝痛。

2. 腹腔粘连

腹腔粘连多继发于腹部手术、腹部外伤或腹膜炎，多数无症状，或仅有轻微的腹部不适，少数病例可有持续的腹部隐痛[32]，疼痛的原因是粘连引起脏器的紧张、牵拉等，有时粘连本身也是一种疼痛刺激物。当腹腔粘连引起肠梗阻时，可引起相应的症状。

3. 原发性腹膜癌或腹膜转移癌

原发性腹膜癌罕见，腹膜转移癌多来源于胃肠肿瘤或妇科肿瘤，多数以腹水引起的腹胀为主要表现，腹痛并不多见，或仅为轻微的腹痛，也可以出现中等或严重的腹痛感受。

二、腹膜后间隙疾病

腹膜后间隙是一个空间较大的疏松间隙，这个部位的肿瘤可以进展到比较大的体积而不引起症状，多数为触及肿物或在其他检查中被发现，腹痛不多见，即使出现腹痛也较为轻微，多数为隐痛或钝痛，但肿瘤压迫神经根或神经干时，可引起相应的神经卡压综合征。

三、全身性疾病

全身性疾病包括内分泌疾病、结缔组织病和重金属中毒等情况，如糖尿病[33]，也可引起腹痛，表现为慢性腹痛阵发性加重，这部分疾病在前面的急性腹痛部分有论述，可以参考该章节。

四、全胃肠道疾病

胃肠道多发息肉病，主要是遗传性家族性腺瘤性息肉病和 Lynch 综合征，一般表现为便血、黑便等消化道症状，腹痛不多见，根据息肉集中的部位不同，腹痛的特点可有不同，有时因为息肉而引起的肠套叠可引起急腹症的表现，这类疾病可以引起各个胚层的病变，如 Cronkhite-Canada 综合征的特点为胃肠道错构瘤、指甲萎缩、皮肤色素沉着和脱发等，Gardner综合征的三联征为大肠多发息肉、骨瘤和软组织肿瘤。

结肠假性梗阻，又称 Ogilive 综合征，是一种结肠扩张，伴有肠梗阻症状，但缺乏实际肠梗阻物理因素的疾病。一般为急性发病，但有的病例持续较长的时间。原发性假性结肠梗阻是肠壁神经功能异常引起肠动力异常的疾病，继发性结肠假性梗阻与精神、代谢疾病、内分泌疾病、药物或腹部创伤有关，可能是交感神经兴奋性超过副交感神经的兴奋性有关[34]。结肠假性肠梗阻的临床表现主要是腹胀、腹部膨隆，有时可伴有腹痛，一般无腹部压痛，肠鸣音也可闻及。这种疼痛是由于肠道扩张引起的内脏躯体牵涉痛，个体差异较大。

五、胸膜炎

胸膜属于躯体感觉神经支配，与上腹部的腹壁具有相同的神经皮节特征，胸膜的刺激可以引起上腹部的疼痛，性质为躯体－躯体的牵涉性疼痛。

六、心脏疾病

见本章慢性胆囊炎部分。

（张常华　李　亮）

参考文献

［1］赵玉沛. 胰腺疾病基础与临床［M］. 北京：中国科学技术出版社，2020：1－10.

［2］Standring S. 丁自海，刘树伟，主译. 格氏解剖学：临床实践的解剖学基础［M］. 41版. 济南：山东科学技术出版社，2017：169.

［3］Li D, Li Y, Wang X, et al. Diagnosis of myocardial infarction with nonobstructive coronary arteries in a young man in the setting of acute myocardial infarction after endoscopic retrograde cholangiopancreatography：A case report［J］. World J Clin Cases, 2019, 7(19)：3062－3068.

［4］Hart PA, Conwell DL. Chronic Pancreatitis：Managing a Difficult Disease［J］. Am J Gastroenterol, 2020, 115(1)：49－55.

［5］Singh VK, Yadav D, Garg PK. Diagnosis and Management of Chronic Pancreatitis：A Review［J］. JAMA, 2019, 322(24)：2422－2434.

［6］龚彪，王伟. 慢性胰腺炎的理论与实践［M］. 北京：人民卫生出版社，2012：423－438.

［7］Mashayekhi R, Parekh VS, Faghih M, et al. Radiomic features of the pancreas on CT imaging accurately differentiate functional abdominal pain, recurrent acute pancreatitis, and chronic pancreatitis［J］. European Journal of Radiology, 2020, 123：108778.

［8］Matsubayashi H, Ishiwatari H, Imai K, et al. Steroid Therapy and Steroid Response in Autoimmune Pancreatitis［J］. Int J Mol Sci, 2019, 21(1)：257.

［9］ Huang C, Liu Y, Shi G. A systematic review with meta-analysis of gastroesophageal reflux disease and exacerbations of chronic obstructive pulmonary disease［J］. BMC Pulm Med, 2020, 20(1): 2.

［10］ McDonalcl JWD, Burroughs AK, Feagan BG, et al. 王吉耀, 主译. 循证胃肠病学和肝病学［M］. 3 版. 北京: 人民卫生出版社, 2012: 85.

［11］ Clermont MP, Ahuja NK. The Relevance of Spastic Esophageal Disorders as a Diagnostic Category［J］. Curr Gastroenterol Rep, 2018, 20(9): 42.

［12］ 陆智杰. 内脏痛: 基础与临床［M］. 2 版. 北京: 科学出版社, 2019: 390 – 392.

［13］ 于立君, 李倩, 王慧, 等. 小儿慢性胃炎的消化道外表现(附 864 例报道)［J］. 现代生物医学进展, 2016, 16(22): 4373 – 4376.

［14］ Manoria P, Gulwani HV. Gastric tuberculosis presenting as non healing ulcer: A case report［J］. Indian JTuberc, 2019, 66(4): 502 – 504.

［15］ Baloyi ERJ, Rose DM, Morare NMT. Incidental gastric diverticulum in a young female with chronicgastritis: A case report［J］. International Journal of Surgery Case Reports, 2020, 66: 63 – 67.

［16］ Thorson C. The perforated duodenal diverticulum［J］. ArchSurg, 2012, 147(1): 81.

［17］ Kaya H, Barutçu S. Gastroesophageal reflux disease is associated with abnormal ventricular repolarization indices［J］. Turk J Gastroenterol, 2019, 30(12): 1021 – 1024.

［18］ Ivatury RR. Meckel's diverticulum and the eponymous legend［J］. J Trauma Acute CareSurg, 2019, 87(2): 451 – 455.

［19］ Blauw JTM, Pastoors HAM, Brusse-Keizer M, et al. The Impact of Revascularisation on Quality of Life in Chronic Mesenteric Ischemia［J］. Canadian Journal of Gastroenterology and Hepatology, 2019, 2019: 7346013.

［20］ Adame JD, Falconi G, Harberger S. A Case of Wilkie's Syndrome: Consideration of Alternative Diagnosis in the Setting of Chronic Abdominal Pain［J］. Cureus, 2019, 11(11): e6074.

［21］ Johnson BM, Paladugu G. Superior Mesenteric Artery Syndrome Secondary to Anorexia Nervosa and Methamphetamine Use［J］. Cureus, 2019, 11(11): e6121.

［22］ Patel A, Alkawaleet Y, Young M, et al. Mesenteric Panniculitis: An Unusual Presentation of Abdominal Pain［J］. Cureus, 2019, 11(7): e5100.

［23］ Kumar P, Malla S, Singh A, et al. Demystifying the mesenteric root lesions［J］. Abdom Radiol (NY), 2019, 44(8): 2708 – 2720.

［24］ Zhang J, Zhang X, Cai Z, et al. The Lifetime Risk and Prognosis of Chronic Prostatitis/Chronic Pelvic Pain Syndrome in the Middle-Aged Chinese Males［J］. Am J Mens Health, 2019, 13(4): 1557988319865380.

［25］ 贾红星. 慢性前列腺炎牵涉痛与膀胱及盆底肌的关系［J］. 中国实用神经病杂志,

2014, 17(15): 68 – 69.

[26] Moura Filho JP, Leão RV, Horvat N, et al. What abdominal radiologists should know about extragenital endometriosis-associated neuropathy[J]. Abdominal Radiology, 2020, 45(6): 1818 – 1828.

[27] Sieberg CB, Lunde CE, Borsook D. Endometriosis and pain in the adolescent-striking early to limit suffering: A narrative review[J]. NeurosciBiobehav Rev, 2020, 108: 866 – 876.

[28] Lacheta J. Uterine adenomyosis: pathogenesis, diagnostics, symptomatology and treatment [J]. Ceska Gynekol, 2019, 84(3): 240 – 246.

[29] Corrêa MP, Bianchini L, Saleh JN, et al. Pelvic congestion syndrome and embolization of pelvic varicose veins[J]. JVasc Bras, 2019, 18: e20190061.

[30] Antignani PL, Lazarashvili Z, Monedero JL, et al. Diagnosis and treatment of pelvic congestion syndrome: UIP consensus document[J]. IntAngiol, 2019, 38(4): 265 – 283.

[31] Gavrilov SG, Moskalenko YP. Does pelvic congestion syndrome influence symptoms of chronic venous disease of the lower extremities? [J]. Eur J Obstet Gynecol Reprod Biol, 2019, 243: 83 – 86.

[32] Gumán-Valdivia-Gómez G, Tena-Betancourt E, de Alva-Coria PM. Postoperative abdominal adhesions: pathogenesis and current preventive techniques[J]. Cir Cir, 2019, 87(6): 698 – 703.

[33] Zawada AE, Moszak M, Skrzypczak D, et al. Gastrointestinal complications in patients with diabetes mellitus[J]. Adv Clin Exp Med, 2018, 27(4): 567 – 572.

[34] Townsend CM, Beauchamp RD, Evers BM, et al. 彭润吉, 王杉, 主译. 克氏外科学 [M]. 19版. 北京: 北京医科大学出版社, 2015: 1365 – 1368.

第八章 功能性胃肠病相关腹痛的诊断

功能性胃肠病是相对于器质性疾病而言，但又不完全等同于精神心理疾病导致的腹痛。功能性胃肠病是以"脑－肠轴"的生理为基础，以生物－心理－社会模式的思维来分析相关的胃肠道疾病，这里的非器质性是相对的，指的是没有器质性的形态改变，但生理和病理生理学的改变是存在的，只是没有可检测的形态改变，有些生理性的改变可以被检测到，因此又称脑－肠互动异常。功能性胃肠病包括胃肠功能障碍和运动障碍两方面的问题[1]。

脑－肠轴是一个神经解剖学概念，是胃肠道感觉信号传递到大脑，包括情感中枢和认知中枢，再由大脑发出信号传递到胃肠道，调节其功能，反之亦然。影响功能性胃肠病的因素很多，包括社会心理的影响和生理的影响两方面的因素。社会心理因素包括早期生活事件、遗传学、社会文化、环境因素等，这些因素影响一个人心理的形成，包括性格特征、对应激的敏感性、心理状态、认知和应对技巧。这些因素影响到胃肠道感觉神经末梢和神经系统对动力和感觉异常感受的敏感性和信号处理模式，导致对胃肠道异常因素的感受有很大的患者差异性。这些异常还可以影响到胃肠道黏膜的免疫功能、微生态和营养物质的作用。因此，功能性胃肠病是这些社会心理因素通过"脑－肠轴"相互作用导致肠道生理功能紊乱而引起的疾病。

一、功能性胃肠病的生物－心理－社会因素

生物因素与社会－心理因素之间通过脑－肠轴存在互动的关系，从而大脑影响到胃肠道信号的感受，也影响到胃肠道的生理功能。

1. 早期生活事件

生物体的基因与环境的相互作用，导致基因表达的差异，影响到机体对疾病的易感性，在人体也可以影响到对疾病的态度和寻求就医行为的差异。基因表达的差异对生理功能的影响包括胃肠动力的差异、细胞膜的通透性和内脏的敏感性。社会心理因素可影响患者对症状的倾诉方式、表达

方式，有的人对较强的疼痛不以为然，有的人出现轻微的疼痛即难以忍受。早期的不良生活事件，如受虐待和性侵等，甚至儿童时期照料者的焦虑[2]，都可以导致神经元可塑性的变化[3]，使患者在主观意识之外建立某些症状之间的联系；周围人，尤其是家庭成员对胃肠道症状的过度关注，也会影响患儿对这些症状的认知，导致长大以后对某些症状关注程度的差异。

2. 心理社会因素

心理社会因素可通过脑－肠轴影响胃肠道的生理功能，如胃肠动力、感觉和黏膜的屏障功能，改变患者对疾病的体验和行为最终可影响到疾病的治疗选择和转归。例如：心理压力和情感因素会加重胃肠道症状，不良的认知可以使症状放大；精神心理因素，可以影响或改变患者的就医行为。例如精神因素可通过脑－肠轴的影响，通过肠道自主神经系统导致肠道运动和感知功能的改变[4]。

3. 生理因素

各种生理过程可导致胃肠道的症状，当这些症状频繁出现，就会引起功能性胃肠病。恶心、呕吐、腹泻、腹痛等是胃肠动力异常所致，恶心、呕吐、腹泻、腹痛等也会引起胃肠动力紊乱，强烈的情感和环境刺激，也可经过脑－肠轴而引起胃肠动力紊乱从而导致相应的症状。内脏的高敏感性，包括对化学信号和机械信号的高敏感性，也可导致感觉的异常，从而导致牵涉痛或牵涉痛范围的扩大，甚至正常的肠道功能状态也可引起腹痛。肠易激综合征（IBS）或其他原因引起肠道黏膜通透性的改变，可以使肠腔的抗原进入黏膜下层，引起肥大细胞低活度的激活，炎性介质释放增加，刺激神经末梢，也可使胃肠道的敏感性增加，引起内脏感敏性增高。肠道微生态、食物以及它们之间的相互作用，也可引起肠道理化环境的改变，对胃肠道的动力和内脏感觉产生影响[5]。

二、功能性胃肠病的症状体验和行为

中枢神经系统与胃肠道的神经系统之间存在双向联系和影响，影响到感觉、运动、内分泌、免疫和炎症，从而对患者的症状体验产生影响，放大感觉信号，或产生情绪反应。在疼痛的调节上，心理社会应激可能是通过扣带回皮质介导疼痛的处理能力，对胃肠道产生影响。

三、功能性胃肠病的分类

功能性胃肠病是以罗马基金会制定的分类标准为基础的诊断体系，基于特征性的症状，是一组具有相同病理生理机制的连续症状谱[6]，按器官区域对疾病急性分类，表8-1为目前最新的分类为罗马Ⅳ分类。

表8-1　功能性胃肠病

A. 食管疾病	
A1. 功能性胸痛	A4. 癔球症
A2. 功能性胃灼热	A5. 功能性吞咽困难
A3. 反流高敏	
B. 胃十二指肠疾病	
B1. 功能性消化不良	B3. 恶心和呕吐症
B1a. 餐后不适综合征(PDS)	B3a. 慢性恶心呕吐综合征(CNVS)
B1b. 上腹痛综合征(EPS)	B3b. 周期性呕吐综合征(CVS)
B2. 嗳气症	B3c. 大麻剧吐综合征(CHS)
B2a. 过度胃上嗳气	B4. 反刍综合征
B2b. 过度胃嗳气	
C. 肠道疾病	
C1. 肠易激综合征(IBS)	C2. 功能性便秘
IBS 便秘型(IBS-C)	C3. 功能性腹泻
IBS 腹泻型(IBS-D)	C4. 功能性腹胀/腹部膨隆
IBS 混合型(IBS-M)	C5. 非特异性功能性肠病
IBS 不定型(IBS-U)	C6. 阿片引起的便秘
D. 中枢介导的胃肠道疼痛	
D1. 中枢介导的腹痛综合征(CAPS)	D2. 麻醉剂肠道综合征(NBS)/阿片引起的胃肠道痛觉过敏
E. 胆囊和 Oddi 括约肌(SO)疾病	
E1. 胆源性疼痛	E2. 胰管 Oddi 括约肌功能障碍
E1a. 胆囊功能障碍	
E1b. 胆管 SO 功能障碍	

F. 肛门直肠疾病

F1. 大便失禁

F2. 功能性肛门直肠疼痛

    F2a. 肛提肌综合征

    F2b. 非特异性功能性肛门直肠疼痛

    F2c. 痉挛性肛门直肠疼痛

F3. 功能性排便障碍

    F3a. 排便推进力不足

    F3b. 不协调排便

G. 儿童功能性胃肠病：婴儿/幼儿

G1. 婴儿反胃

G2. 反刍综合征

G3. 周期性呕吐综合征(CVS)

G4. 婴儿腹绞痛

G5. 功能性腹泻

G6. 婴儿排便困难

G7. 功能性便秘

H. 儿童功能性胃肠病：儿童/青少年

H1. 功能性恶心呕吐病

    H1a. 周期性呕吐综合征(CVS)

    H1b. 功能性恶心和功能性呕吐

        H1b1. 功能性恶心

        H1b2. 功能性呕吐

    H1c. 反刍综合征

    H1d. 吞气症

H2. 功能性腹痛病

    H2a. 功能性消化不良

        H2a1. 餐后不适综合征

        H2a2. 上腹痛综合征

    H2b. 肠易激综合征(IBS)

    H2c. 腹型偏头痛

    H2d. 功能性腹痛综合征 – 非其他特指

H3. 功能性排便障碍

    H3a. 功能性便秘

    H3b. 非潴留性大便失禁

四、以腹痛为主要表现的功能性胃肠病及诊断标准

功能性胃肠病症状的产生与胃肠动力紊乱、内脏高敏感性、黏膜和免疫功能改变、肠道微生态改变、中枢神经系统对信号的处理异常等因素有关，这些改变很难为目前的检查手段所检测到，其诊断主要是在排除器质性疾病的基础上，根据临床表现进行诊断。罗马Ⅳ与腹痛有关的诊断标准如下。

1. B1b 上腹痛综合征(EPS)

属于功能性消化不良的一个亚型，诊断必须包括以下1项或2项，且

至少每周1d。

·中上腹痛(甚至影响日常活动)。

·中上腹烧灼不适(甚至影响日常活动)。

常规检查(包括胃镜)未发现可以解释上腹症状的器质性、系统性和代谢性疾病的证据。

诊断前症状出现至少6个月,近3个月符合以上诊断标准。

支持诊断的条件包括:

·疼痛可因进餐诱发或缓解,或者发生在空腹时。

·也可存在餐后上腹部胀气、嗳气和恶心。

·持续呕吐可能提示胃其他病症。

·胃灼热不是消化不良的症状,但常与本病并存。

·疼痛不符合胆囊或Oddi括约肌功能障碍的诊断标准。

·如症状在排便或排气后减轻,通常不应该将其考虑为消化不良的症状。

·其他消化症状[如胃食管反流(GERD)和IBS症状]可与餐后不适综合征(PDS)并存。

2. C1. 肠易激综合征(IBS)

肠易激综合征是一种功能性胃肠病,表现为反复发作的腹痛,与排便相关或伴随排便习惯改变。诊断标准为:反复发作的腹痛,近3个月内平均发作至少每周1d,伴有下列2项或2项以上。

·(腹痛)与排便有关。

·伴有排便频率的改变。

·伴有粪便性状(外观)改变。

诊断前症状至少出现6个月,近3个月符合以上诊断标准。

为了便于临床应用,根据排便异常时粪便的性状进行分类,分为便秘型、腹泻型、混合型和不定型。

3. D1. 中枢介导的腹痛综合征(CAPS)

中枢介导的腹痛综合征是以近乎持续或频繁发作的腹痛为主要表现,通常程度较重,与消化功能无关,不能用解剖或代谢性的疾病来解释,与中枢神经系统对信号的调制和感知有密切的关系。诊断必须包括以下所有条件:

·持续或近乎持续的腹痛。

·与生理行为(进食、排便、月经)无关或偶尔有关(可能存在一定程度的胃肠功能紊乱)。

·疼痛使日常功能的某些方面受限(工作、性生活、社会/消遣活动、家庭生活和自理或照顾他人的能力下降)。

·疼痛不是伪装的。

·疼痛不能用其他结构性疾病、功能性胃肠病或其他疾病来解释。

诊断前症状出现至少6个月，近3个月符合以上诊断标准。

4. D2. 麻醉剂肠道综合征(NBS)/阿片引起的胃肠道痛觉过敏

麻醉剂肠道综合征/阿片引起的胃肠道痛觉过敏是一类新定义的疾病，其特点为持续服用阿片类药物或提高其剂量时，反而产生或加重疼痛，诊断必须包括下列所有条件。

·慢性或频繁出现的腹痛(大多天数出现腹痛)，有急性大剂量或长期使用麻醉剂治疗史。

·疼痛性质和强度不能用目前或此前诊断的胃肠疾病(患者可能有结构性疾病的诊断，如炎症性肠病、慢性胰腺炎，但这些疾病的特点或活动性不足以解释患者的疼痛)来解释。

·具备以下2项或2项以上；①沿用或逐渐加大麻醉剂的用量，疼痛不能缓解，甚至加重；②减少麻醉用量时，疼痛明显加重；加至原剂量时疼痛改善；③疼痛发作频率、持续时间和严重程度进行性加重。

5. E1. 胆源性疼痛

胆源性疼痛是胆管或Oddi括约肌运动异常或功能障碍引起的疼痛，为类似内脏痛，性质上是一种牵涉痛，因此疼痛可位于中上腹部、右上腹部，甚至左上腹部，诊断需符合以下所有条件。

·疼痛逐渐加重至稳定水平，持续30min或更长时间。

·发作间歇期不等(不是每天发作)。

·疼痛的程度甚至影响患者的日常活动或迫使患者紧急就诊。

·与排便相关性不强(<20%)。

·改变体位或抑酸治疗疼痛无明显减轻(<20%)。

以下为支持条件：

·恶心和呕吐。

·放射至背部和(或)右肩胛下区。

·半夜痛醒。

6. E2. 胰管 Oddi 括约肌功能障碍

Oddi 括约肌功能障碍引起的胰源性腹痛，不伴有血淀粉酶或脂肪酶升高至正常的上限以上，也无影像学的依据。这种疼痛的原因可能是 Oddi 括约肌收缩引起胰管压力升高，属于类似内脏痛，原理为牵涉痛。胰管 Oddi 括约肌功能障碍的诊断标准如下，诊断必须包括以下所有条件。

·有记录的反复发作的胰腺炎（典型的疼痛伴淀粉酶或脂肪酶升高 > 正常值 3 倍和/或急性胰腺炎的影像学依据）。

·排除其他病因的胰腺炎。

·超声内镜检查阴性。

·括约肌压力测定异常。

7. F2. 功能性肛门直肠疼痛

功能性肛门直肠疼痛包括三个类型，即痉挛性肛门直肠疼痛、肛提肌综合征和非特异性功能性肛门直肠疼痛。三者的区别在于疼痛的持续时间和是否存在肛门直肠触痛。

（1）肛提肌综合征的诊断标准

肛提肌综合征是由于肛提肌或耻骨直肠肌痉挛引起，疼痛为模糊的钝痛或直肠内压迫感，诊断必须包括以下所有条件。

·慢性或复发性直肠疼痛或隐痛。

·发作持续 30min 或更长时间。

·向后牵拉耻骨直肠肌时有触痛。

·排除其他原因导致的直肠疼痛，如缺血、炎症性肠病、肌间脓肿、肛裂、血栓性外痔、前列腺炎、尾骨痛、骨盆结构性改变等。

诊断前症状出现至少 6 个月，近 3 个月符合以上诊断标准。

（2）F2b. 非特异性功能性肛门直肠疼痛的诊断标准

符合肛提肌综合征的诊断标准，向后牵拉耻骨直肠肌无触痛。

（3）F2c. 痉挛性肛门直肠疼痛的诊断标准

痉挛性肛门直肠疼痛发病突然，疼痛剧烈，为绞痛，持续数秒或数分钟，诊断必须符合以下所有条件。

·反复发作位于直肠部位的疼痛，与排便无关。

·发作持续数秒至数分钟，最长时间 30min。

·发作间歇期无肛门直肠疼痛。

·排除其他原因导致的直肠疼痛，如缺血、炎症性肠病、肌间脓肿、肛裂、血栓性外痔、前列腺炎、尾骨痛、骨盆结构性改变等。

以上这些是与腹痛有关的成人功能性胃肠病，实际上其他类型的功能性胃肠病也存在不同程度的腹痛，但腹痛不是主要的症状，由于篇幅限制，本文不做详细的解读，详细的诊断标准及解读可参考罗马基因委员会编写的《罗马Ⅳ：功能性胃肠病——脑－肠互动异常》。

五、功能胃肠病相关性腹痛的多维度诊断思维

胃肠病科医生和结直肠外科医生不能把握大多数功能性肠病，他们往往擅长采用专科的程序化干预策略治疗"可以看见的疾病"[7]。功能性胃肠病有其特殊性，是以脑－肠轴为核心，虽然无病理解剖的器质性改变，但核心是神经生理的功能改变，也受社会心理学因素特别是早期生活事件和婚姻状况[8]的影响，女性的围绝经期也是考虑因素之一[9]。情感缺乏与肠易激综合征有关[10]，因此功能性胃肠病的诊断有其特殊性，需要一定的心理学基础。

功能性胃肠病的诊断是多维度的，以功能性消化不良（上腹痛综合征）为例，多维度的临床资料分类包括以下方面。

临床分类：功能性消化不良

临床表现补充：上腹痛综合征亚型

对日常活动的影响：中度

社会心理学表现：情绪困扰

生理特征和生物学标志：不详

说明：以上临床分类是指属于罗马Ⅳ分类的哪一种疾病；临床表现补充主要是指属于哪一个亚型；对日常活动的影响是在与患者的交流中判断；社会心理学表现包括抑郁、焦虑等心理影响；生理特征包括一些可以监测到的胃肠动力学改变、pH值监测结果等。治疗即诊断这些多维度的问题，进行针对性的处理，包括使用抗抑郁药、心理辅导等。

因此，功能性胃肠病的诊治除了需要具备生理、病理、病理生理学知识外，还需要具备心理学的知识，问诊需要注意患者早期的心理创伤事件，例如被性侵的患者，可能出现痉挛性肛门直肠疼痛，而性侵事件可能被患者刻意遗忘，需要用心理学的知识和技巧去问诊，才能得到有用的临

床资料。

六、熟悉功能性胃肠病诊治的意义

国内医院通常的科室或专业划分是以器质性疾病为划分基础，诊断思维以临床表现和相关的实验室和器械检查为基础，往往不具备功能性疾病的诊治思维，造成的结果是：无论是消化内科还是消化外科都可以接诊不少功能性腹痛的患者，由于多数没有可以检测的病理解剖和生化改变，这些患者反复就诊和检查也得不到理想的诊治，最后被草率地诊断为精神病或心理疾病相关的腹痛。在临床实践上，掌握功能性胃肠病的知识，熟悉罗马Ⅳ诊断标准，识别这类患者，可以进行针对性处理，或者转诊至专业的机构进行诊治。

（洪楚原　李　亮）

参考文献

［1］Bashashati M, Hejazi RA. Overlap Between Gastric and Esophageal Motility Disorders: A Contractual Arrangement?［J］. Dig Dis Sci, 2018, 63(12): 3164 – 3166.

［2］Love SC, Mara CA, Kalomiris AE, et al. The Influence of Caregiver Distress and Child Anxiety in Predicting Child Somatization in Youth with Functional Abdominal Pain Disorders［J］. Children, 2019, 6: 134.

［3］苏贞，张建福，苗蓓，等. 下丘脑室旁核注射谷氨酸对内脏高敏性大鼠内脏痛的影响及机制［J］. 中华行为科学与脑科学杂志，2019，28(9): 848 – 853.

［4］陆佳，方秀才. 肠易激综合征和中枢介导的腹痛综合征腹痛机制的异同［J］. 中华消化杂志，2018，38(7): 500 – 502.

［5］Zhao A, Wang MC, Szeto Ignatius Man-Yau, et al. Gastrointestinal discomforts and dietary intake in Chinese urban elders: A cross-sectional study in eight cities of China［J］. World J Gastroenterol, 2019, 25(45): 6681 – 6692.

［6］方秀才. 罗马Ⅳ功能性肠病诊断标准的修改对我国的影响［J］. 胃肠病学与肝病学杂志，2017，26(5): 481 – 483.

［7］李心翔，于向阳，吴永友，等. 美国结直肠外科医师学会结直肠外科学［M］. 3 版. 北京：北京大学医学出版社，2019: 852 – 863.

［8］潘晓虹. 功能性胃肠病患者的心理社会行为特点及相关性分析［J］. 中国健康心理学杂志，2018，26(11): 1662 – 1666.

［9］郑世华，仝巧云，熊章鄂. 功能性胃肠病与围绝经期综合征的关系研究［J］. 中国全科医学，2015，18(34)：4220 - 4222.

［10］Carpinelli L, Bucci C, Santonicola A, et al. Anhedonia in irritable bowel Syndrome and in inflammatory bowel diseases and its relationship with abdominal pain［J］. Neurogastroenterol Motil, 2019, 31(3)：e13531.

第九章　精神心理因素相关腹痛的诊断

心理问题可以表现为躯体的症状，与疼痛或腹痛密切相关的心理问题称为躯体症状及相关障碍，这种类型的腹痛患者很少就诊于精神科或心理科，一般就诊于消化内科或胃肠外科。躯体症状相关障碍的名称来自美国的《精神障碍诊断与统计手册(第五版)》(DSM-5)，包括躯体症状障碍、疾病焦虑障碍、转换障碍(功能性神经症状障碍)、影响其他躯体疾病的心理因素、做作性障碍。躯体症状障碍独特的不是疼痛症状本身，而是患者的表现和解释症状的方式，包括对躯体问题和那些损害职业与家庭生活健康的担忧。

一、诊断标准

躯体症状障碍的诊断强调基于阳性症状和体征，即患者躯体症状和对这些症状的异常想法、感觉和行为。诊断需要整合情感、认知和行为的要素，才能精确反映真实的临床情况。躯体症状障碍包括生物和心理因素，如早期的心理创伤经历、一些习得性的因素，也受文化因素的影响，这些障碍的特征是聚焦于对躯体的担忧。疾病焦虑障碍，因为也聚焦于对躯体的担心，通常被列入躯体症状及相关障碍。《精神障碍诊断与统计手册(第五版)》(DSM-5)关于躯体症状及相关障碍诊断标准如下。

(一)躯体症状障碍(表9-1)

表9-1　躯体症状障碍诊断标准

A. 一个或多个躯体症状，使个体感到痛苦或导致其日常生活受到显著破坏。

B. 与躯体症状相关的过度想法、感觉或行为，或与健康相关的过度担心，表现为下列至少一项：

①与个体症状严重性不相称和持续的想法。

②有关健康水平的持续高水平焦虑。

③投入过多的时间和精力到这些症状和健康的担心上。

C. 虽然任何一个躯体症状可能不会持续存在，但有症状的状态是持续存在的（通常超过 6 个月）。

标注如果是：

主要表现为疼痛（先前的疼痛障碍）：此标注适合于那些躯体症状主要为疼痛的个体。

标注如果是：

持续性：以严重的症状、显著的损害和病期长为特征的持续病程（超过 6 个月）。

标注目前的严重程度：

轻度：只有 1 项符合诊断标准 B 的症状。

中度：2 项或更多项符合诊断标准 B 的症状。

重度：2 项或更多项符合诊断标准 B 的症状，加上多种躯体主诉（或一个非常严重的躯体症状）

躯体症状与其他躯体疾病无关，也可能有关，或同时存在。患者体会的症状或痛苦，主要聚焦于躯体症状的意义，患者通常描述这些症状与生活的相关性，或否认躯体症状之外的任何痛苦来源。与健康相关的生活质量通常受损，包括躯体和精神上的损害，严重的躯体症状障碍可导致衰弱。针对躯体疾病的治疗很少能减轻这些患者的症状，对医疗干预没有反应或有加重症状的可能，患者对药物的副作用非常敏感，并且往往感觉各种检查和治疗并不充分，不能解决他们的问题。

躯体症状障碍的主要特点是患者关注那些没有找到生理学原因的症状[1]，注重于患者本人的心理状态、认知扭曲，用患者自己的心理状态代替了原本看似客观的"医学无法解释"的症状[2]。是否做出躯体症状障碍的诊断，主要取决于患者感受到的躯体不适在多大程度上是"真实的"，又有多大程度上是"过度的"，这意味着要将患者的心理和行为与躯体疾病共同进行评估和判断[3]，这类患者的临床特征如下。

· 注意力聚焦于躯体症状，如腹痛。

· 将正常的躯体感觉归因于躯体疾病。

· 反复就医，重复各种检查，反复寻求医生的确认。

· 就诊于一般的门诊，而不是精神科或心理科。

· 与抑郁障碍有关，自杀风险增高。

· 负性情感的人格体征与躯体症状障碍关系密切。

（二）疾病焦虑障碍（表9－2）

表9－2　疾病焦虑障碍的诊断标准

A. 患有或获得某种严重疾病的先占经验。

B. 不存在躯体症状，如果存在，其强度是轻微的。如果存在其他躯体疾病或发展为某种躯体疾病的高度风险（例如：存在明显的家族史），其先占观念显然是过度的或不成比例的。

C. 对健康状况有明显的焦虑，个体容易对健康状况感觉到警觉。

D. 个体有过度的与健康相关的行为（例如：反复检查躯体疾病的体征）或表现出适应不良的回避（例如：回避与医生的预约和去医院诊治）。

E. 疾病的先占观念已经存在至少6个月，但所害怕的特定疾病在此段时间内可以变化。

F. 与疾病相关的先占观念不能用其他精神障碍来更好地解释，例如躯体症状障碍、惊恐障碍、广泛性焦虑障碍、躯体变形障碍、强迫症或妄想障碍躯体型。

标注是否是：

寻求服务型：经常使用医疗服务，包括就医或接受医疗检查和医疗操作。

回避服务型：很少使用医疗服务。

　　疾病焦虑障碍的患者认为自己患有或即将患有严重的、未被诊断的躯体疾病，当存在非病理性的体征或症状时，患者担心的并非这些体征或症状本身，而是对体征或症状的内容、意义和病因的担忧，当存在躯体疾病时，患者的焦虑和先占观念明显过度。患者沉浸于自己有病的认知中，并伴有显著的健康或疾病的焦虑，当听到有人生病或看到类似的消息时，容易因疾病而惊恐。经过仔细的医学检查和评估，也无法打消患者对未知疾病的担忧，甚至症状的减轻也不能缓解患者的担忧。对疾病的担忧是突出的特点，影响日常生活并可能导致失能，疾病成为患者自我形象的中心，并导致一些应激性的生活事件。患者反复就医，反复检查，并自己研究和从各种途径收集疾病的咨询，这个状态可能导致患者沮丧，导致家庭关系紧张。由于担心损害健康，有的患者倾向于回避这个情景。这类患者的主要特征如下。

　　·频繁就诊，但并非就诊于精神或心理专科。

　　·绝大多数患者可以获得全面的医疗检查和医疗服务，但患者通常对此不满意，认为这些医疗服务没有帮助或医生没有严肃对待他们的问题，有时患者会有激烈的情绪反应。

　　·因同一问题，反复咨询医生。

· 医疗的关注，有时可导致患者焦虑加重。

· 医疗检查或医疗操作的并发症可导致患者焦虑加重。

· 存在漏诊躯体疾病的可能。

（三）转换障碍（功能性神经症状障碍）（表9－3）

表9－3　转换障碍诊断标准

A. 一个或多个自主运动或感觉功能改变的症状

B. 临床检查结果提供了其症状与公认的神经疾病或躯体疾病之间不一致的证据

C. 其症状或缺陷不能用其他躯体疾病或精神障碍更好地解释

D. 其症状或缺陷引起的具有临床意义的痛苦，或导致社交、职业或其他重要功能方面的损害或需要进行医学评估

标注如果是：

急性发作：症状出现少于6个月

持续性：症状出现超过6个月或更长

标注如果是：

伴有心理应激原（标注应激原）

无心理应激原

转换障碍的症状往往是习得性的，往往是患者观察家人或其他人而习得的[4]，在有压力源出现时，躯体出现自主神经功能紊乱，导致了转换症状[5]，即转换过程中"模仿"这种症状。转换障碍的症状不能用神经系统的疾病来解释，临床症状必须与神经系统疾病有不相容的证据，证明其内在的不一致性。不相容是指：通过一种检查方法诱导出的躯体症状，当用另一种方法检查时，就不再出现阳性。例如：类似癫痫的患者，某种刺激可诱发癫痫，但脑电图检查正常。需要注意的是，转换障碍的诊断是基于全面的临床表现而不是单一的临床表现。这类患者的主要特征如下。

· 与应急或创伤有紧密的时间上的关系。

· 与分离症状有关，如人格解体、现实解体和分离性遗忘等，特别是在症状的起始或发作期间。

（四）共病（表9－4）

躯体症状障碍的患者中，有时可同时出现几种类型的障碍，焦虑障碍、抑郁障碍常与转换障碍同时出现，人格障碍也比普通人常见，或者与躯体疾病同时存在。

表 9 - 4　共病诊断标准

A. 存在一种躯体症状或疾病(而不是精神障碍)

B. 心理或行为因素通过下列方式之一负性地影响躯体疾病

　·心理因素影响了躯体疾病的病程,表现为心理因素和躯体疾病的发展、加重或延迟康复之间存在时间上的高度相关

　·这些因素干扰了躯体疾病的治疗

　·这些因素对个体构成了额外的明确的健康风险

　·这些因素影响了潜在的病理生理,触发或加重了症状或需要进行医疗关注

C. 诊断标准 B 中的心理和行为因素不能用其他精神障碍更好地解释

标注目前的严重程度

　　轻度:增加医疗风险

　　中度:加重潜在的疾病

　　重度:导致住院或急诊

　　极重度:导致严重的危及生命的风险(如:忽略心梗的症状)

　　心理或行为因素包括心理痛苦、人际交往模式、应对风格,以及适应不良的健康行为等,常对医疗建议不依从。该诊断通常适合那些心理因素对躯体疾病的效应是明显的,以及那些心理因素对躯体疾病的病程或结果在临床上有显著效果的情况,例如精神与身体的共病影响到肠易激综合征的胃肠道症状[6],诊断必须有合理的证据来提示心理因素与躯体疾病之间的相关性。

(五)做作性障碍(表 9 - 5)

表 9 - 5　做作性障碍的诊断标准

对自身的做作性障碍

A. 假装心理上或躯体上的体征或症状,或自我诱导的损伤或疾病,与确定的欺骗有关

B. 个体在他人面前表现出自己是有病的、受损害的或受伤的

C. 即使没有明显的外部犒赏,欺骗行为也是显而易见的

D. 该行为不能用其他精神障碍更好地解释,如妄想障碍或其他精神性障碍

标注:

　　单次发作

　　反复发作(2 次或更多次)

对他人的做作性障碍

A. 使他人假装心理上或躯体上出现体征或症状，或者诱导产生损伤或疾病，与确定的欺骗有关

B. 个体使另一人(受害者)在他人面前表现出有病的、受损害的或伤害的

C. 即使没有明显的外部犒赏，欺骗行为也是显而易见的

D. 该行为不能用其他精神障碍更好地解释，如妄想障碍或其他精神障碍性障碍

注：是施虐者，而不是受虐者解释这个诊断

标注：

　单次发作

　多次发作(2 次或更多次)

对自己或他人有做作性障碍的个体，通过伤害自身或他人，目的是使之看起来有病。诊断需要证明个体在缺少明显外部犒赏的情况下，即不存在假装有病的明显原因，采取秘密行动以歪曲、冒充或者引起疾病或伤害体征。伪装的办法可包括夸大、伪造、模仿和诱发。个体可能从中获益，也可能不获益，原因复杂，当个体被照顾或照顾他人时，个体获得的感觉更好。

二、躯体症状障碍的特点

躯体症状障碍的风险因素包括对疼痛的敏感、人生早期创伤后被忽视。躯体症状是真实的、感受到的或伪装的健康问题的异常想法、感受和行为，与实际的躯体疾病不同的是，这是个体对症状的想法、感受和行为，而不是症状本身。患者描述躯体的疼痛和不适，他们认为这些症状是实际的健康问题，而不是精神健康问题，缺乏躯体症状的躯体病因是诊断的关键。

这几种躯体症状障碍的特点是：①躯体症状障碍的个体寻求帮助的目的主要是试图去解释躯体的不适；②焦虑障碍的个体持续担心生病或即将生病；③转换障碍的个体出现一个严重的躯体问题，影响知觉、感觉和运动，包括"耳聋""失明"等能力丧失；④做作性障碍的个体并不存在躯体问题，而是因为躯体问题去寻求帮助或掩盖他们故意引起躯体问题的事实。

躯体症状障碍也可以表现为腹痛，从而反复就诊于消化内科或胃肠外科，经反复的检查也未能发现躯体上的异常。作为临床医生，应注意识别该类腹痛，并转诊至精神或心理专科。由于心理因素相关的腹痛在儿童和青少年中的发病率高，这种情况也属于诊断学上的难题，有学者建议将心理筛查作为青少年腹痛的常规项目[7]。

三、功能性胃肠病有关的腹痛与精神心理因素有关的腹痛

功能性胃肠病与器质性疾病的区别是没有器质性病理解剖的改变和很少有生化学上的改变，但功能性胃肠病与神经系统及胃肠系统(肠脑)的功能和动力学因素有关，是由于脑－肠轴互动异常引起，严格来说也存在"器质性"的基础，只是这种"器质性"在现有的科学条件下难以检测。精神心理因素有关的腹痛，强调的是患者对躯体症状的认知和解读，包括对破坏或损害职业和家庭生活的高度健康担忧，以及这种认知和解读引起的行为异常，包括真实的、感受到的、伪装的健康问题的不正常想法、感受和行为；功能性胃肠病也可存在精神心理学上的因素，也可有一定程度的健康担忧，但这种异常更多是特殊的精神心理气质导致感受的差异，而不是患者对躯体症状的解读。

四、临床常见精神心理因素引起腹痛的情况

精神心理疾病中以腹痛为主要表现的不多，但精神障碍与疼痛常表现为共病的关系[8]，常见于某些特殊的群体或特殊气质的患者，以疼痛为主的功能性胃肠病在焦虑或抑郁症状中更常见，患病率为51.5%[9]，不同的人格特征对器质性疾病引起的腹痛也存在感受上的差异[10]，心理评价对器质性疾病的治疗也有积极的意义。

在临床上，如果接诊的患者持久地担心或相信各种躯体症状，但不是妄想(心理学的妄想是指错误的信念，患者坚信这个信念，不主动寻求解释)，反复就医寻求帮助以解释这种症状，辅助检查和医生解释均不能打消患者的疑虑，即使有时存在某种躯体障碍，但不能解释患者所有症状的性质、程度和患者的痛苦。腹痛为慢性波动性过程，患者经常伴有焦虑、抑郁，尽管症状的发生和持续存在与不愉快的生活时间、困难或冲突密切相关，但患者否认这些因素的存在。

对于非专业的精神或心理科医生，疾病特点和诊断标准可能较难理解

和记忆，但是能够识别这类患者并转到专业的医生处就诊，对医生和患者都非常重要。常见的躯体症状障碍特点如下。

1. 躯体症状障碍：患者寻求帮助试图解释躯体的不适

这种类型的腹痛多见于女性，除腹痛外，还有头晕、恶心、疲乏等不适，症状长期存在，患者持续担心自己的健康问题，以致出现焦虑，希望医生可以发现他们的问题，解释或解决他们的诉求，但检查未发现任何能够解释这些症状的健康问题或疾病，但是这些症状并不是伪装的。如果存在躯体疾病，患者感受到的症状和痛苦远远超过疾病本身可能带来痛苦的程度。

风险因素为气质因素、环境因素及遗传因素。

气质因素：对生活悲观，经常发怒，经常抱怨，焦虑，抑郁。

环境因素：教育程度低，社会地位低，生活或工作压力大，创伤事件。

遗传因素：家族史。

2. 转换障碍

因某个非相关的因素，出现一个突然的、严重的躯体问题，包括丧失能力（例如瘫痪），可能导致紧急送医。

转换障碍以女性常见，在躯体病因的情况下，快速出现感觉和运动有关的障碍，如行走困难、无力、瘫痪、失去意识、麻木等，甚至出现癫痫，但没有相应的躯体病因，癫痫出现时脑电图检查也无异常。经常伴有焦虑障碍、惊恐障碍和抑郁障碍。理论上腹痛也可能是转换障碍的症状，但临床上少见。

风险因素也有气质因素、环境因素及遗传因素。

气质因素：经常以不健康的方式处理问题或情景。

环境因素：儿童期被虐待或忽视，压力性生活事件。

遗传因素：家族史。

3. 疾病焦虑障碍：持续担心生病或将要生病

疾病焦虑障碍，也称疑病症，患者强迫思维相信自己已经生病或即将生病，虽然患者无症状或只有轻微的腹部疼痛等不适，导致持续的焦虑和痛苦，患者的日常生活都围绕着如何避免生病的核心焦点来组织，力图以健康的生活方式来避免生病，各种检查和检验都无法使患者精神上放松。

4. 做作性障碍

患者知道自身并不存在躯体问题，但仍然以躯体不适寻求帮助，或者掩盖躯体问题的事实。

做作性障碍的患者制造（自我伤害、更改化验结果等）或假装某种躯体或精神疾病，而并没有真的生病。患者可能从中获益或不获益，原因复杂，患者可能在被照顾或照顾他人时，自我感觉更好。例如：独居的老人，腹部手术出院后宣称自己腹痛发作，要求住院，在住院期间可以得到亲人的照顾而感觉良好，出院回家后独居使患者感到孤独，这种类型的腹痛为做作性障碍，目的是获得家人的关注。

五、诊　断

对于以慢性疼痛为诉求，而无相关器质性病变患者，应全面进行病史收集，并对其生理、心理、社会功能等进行多方位评估，对于伴有抑郁、焦虑状态的患者应了解并判断是慢性疼痛导致的异常状态还是本身就存在的精神疾病[11]。对于诊断非精神病或心理学的专业医师，要求可以识别并转诊精神或心理门诊进一步诊治。

（李　亮）

参考文献

［1］Dunphy L, Penna M, El-Kafsi J. Somatic symptom disorder：a diagnostic dilemma［J］. BMJ Case Rep, 2019, 12 (11)：e231550.

［2］杨程惠，周波，周凡，等. 躯体症状障碍患者疾病认知的质性研究［J］. 中华行为医学与脑科学杂志，2019，28(10)：898-902.

［3］陈俊名，徐皓，赵盛男，等. 解读躯体症状——重新认识躯体症状障碍［J］. 医学与哲学，2018，39(9B)：63-62.

［4］张心怡，回秀清，张道龙. 转换障碍的访谈与治疗［J］. 四川精神卫生，2018，31(4)：365-369.

［5］张小梅，张道龙. DSM-5鉴别诊断手册［M］. 北京：北京大学出版社，2015：47, 203.

［6］Lackner JM, Ma CX, Keefer L, et al. Type, rather than number, of mental and physicalco-morbidities increases the severity of symptoms in patients with irritable bowel syndrome［J］. Clin Gastroenterol Hepatol, 2013, 11(9)：1147-57.

［7］Cunningham NR, Moorman E, Brown CM, et al. Integrating Psychological Screening Into Medical Care for Youth With Abdominal Pain［J］. Pediatrics, 2018, 142(2)：e20172876.

［8］Bondesson E, Larrosa Pardo F, Stigmar K, et al. Comorbidity between pain and mental illness-Evidence of a bidirectional relationship［J］. Eur J Pain, 2018, 22(7)：1304 – 1311.

［9］Yacob D, Di Lorenzo C, Bridge JA, et al. Prevalence of pain-predominant functional gastrointestinal disorders and somatic symptoms in patients with anxiety or depressive disorders［J］. J Pediatr, 2013, 163(3)：767 – 770.

［10］Lexne E, Brudin L, Strain JJ, et al. Temperament and character in patients with acute abdominal pain［J］. Compr Psychiatry, 2018, 87：128 – 133.

［11］程祝强, 朱红梅, 金毅. 躯体形式疼痛障碍与伴疼痛症状的抑郁障碍病例报道及分析［J］. 国际麻醉学与复苏杂志, 2018, 39(9)：852 – 854.

第十章　腹部会阴神经病理性疼痛

神经病理性疼痛(neuropathic pain)的定义为由躯体感觉神经系统的损伤或疾病直接引起的疼痛。神经病理性疼痛是腹股沟疝手术后棘手的并发症,其发病机制复杂,总体来说包括外周和中枢机制,由外周敏化和中枢敏化引起。外周敏化和中枢敏化是神经系统电生理异常的结果,形成了一种异常的神经电生理模式,这种异常的神经电生理模式,有别于原来正常的神经电生理模式,可不依赖于外周的伤害性传入而持续存在,仅需要数秒的刺激,即可引起持续性的痛觉过敏,持续时间甚至长达数周。

一、神经病理性疼痛的特征

神经病理性疼痛本质上属于躯体感觉神经系统感受的疼痛,但与单纯的躯体创伤性疼痛的性质差异很大,临床表现复杂。不同患者的神经病理性疼痛的部位、性质及程度可能差异很大,是由各种不同的疾病或损伤所引起或诱发,表现为各种症状和体征的复杂临床综合征。

主要的特征如下。

·自发性疼痛:没有伤害性刺激的情况下出现疼痛,常为持续性灼痛、间歇性麻刺痛、跳动样疼痛、电击样疼痛、射击样疼痛等。

·感觉超敏:患者痛阈下降,非伤害性的刺激即可引起疼痛。

·痛觉过敏:痛反应增强,轻微的疼痛刺激即可引起强烈的疼痛。

·继发性痛觉过敏:疼痛和痛觉过敏扩大到未受损的组织。

·可能伴有疼痛部位的感觉缺失、皮肤自主神经功能紊乱等症状。

·病灶去除或损伤痊愈后,疼痛可能依然长时间存在,甚至终身存在。

·伴随精神心理异常:有的患者,特别是长期疼痛者,可能出现心理障碍,被称为神经病理性疼痛心理综合征,表现为焦虑、紧张、抑郁、强迫症、疑病观念等,可发展为自杀倾向,甚至发展为对医生或身边人员的攻击行为,因此对于这类患者需要注意其心理上的变化。

二、神经病理性疼痛的诊断标准

周围性神经病理性疼痛诊断标准为[1]：①疼痛位于明确的神经解剖范围；②病史提示周围感觉系统存在相关损害或疾病；③至少1项辅助检查证实疼痛符合神经解剖范围；④至少1项辅助检查证实存在相关的损害或疾病。肯定的神经病理性疼痛：符合上述①~④项标准。很可能的神经病理性疼痛：符合上述第①②③或④项标准。可能的神经病理性疼痛：符合上述第①和②项标准，但缺乏辅助检查的证据。

二、常见的腹部神经病理性疼痛

1. 糖尿病周围神经病变

糖尿病是一种代谢性疾病，对全身脏器和组织产生慢性退行性改变的影响，神经系统也无法避免，可累及躯体感觉神经、运动神经和自主神经系统，可累及复杂的神经丛，使神经功能受损[2]，产生感觉的异常，包括疼痛、麻木、感觉减退、冰凉等，也可出现自发性疼痛、痛觉过敏等病理生理性疼痛的表现。由于糖尿病的全身性影响，一般感觉异常是双侧对称性多发周围神经病变和感觉异常，当然也可以表现为单侧的异常。当病变累及躯干的神经根，如脊髓胸段神经根，出现双侧胸部和上腹部的疼痛，呈对称性带状分布，有时与胸腔和腹腔的内脏病变混淆，诊断前需要排除胸腔和腹腔的病变。根据长期的糖尿病史，疼痛常较激烈，符合神经病理性疼痛的特点，对触摸敏感，有时触摸可诱发疼痛，常夜间加重等特点可以做出初步诊断。其带状分布的特点与带状疱疹引起的疼痛类似，鉴别诊断主要根据病史及糖尿病周围神经病变常伴有其他部位的疼痛，而带状疱疹引起的神经病理性疼痛一般是单一部位疼痛。椎旁或腹壁肌肉肌电图检查、神经传导速度和自主神经功能试验对诊断也具有参考意义。

2. 带状疱疹后神经病理性疼痛

肋间神经的带状疱疹感染可出现胸部和上腹部的疼痛，有时上腹部疼痛是首发症状，容易误诊为急性胆囊炎、心包炎、胸膜炎、肋软骨炎等。带状疱疹为水痘－带状疱疹病毒感染周围神经引起，感染经过以下阶段：出疹的先兆疼痛是病毒在神经元内复制，其代谢产物可引起神经元功能紊乱、异常放电，引起疼痛；出疹期的疼痛主要是感觉神经末梢伤害性感受器受到刺激引起，局部皮肤先出现红肿，呈红色丘疹样改变，然后呈囊肿或疱疹样改变，形成脓包，为带状疱疹感染的急性期；皮肤病变愈合后，在恢复期即出现广泛的炎性神经脱髓鞘改变，这种改变会遗留永久的病理改变，导致神经病理性疼痛的持续。带状疱疹的神经病理性疼痛表现多样，以自发性疼痛和在伤害或非伤害刺激下诱发疼痛为特征[3]，可为刺痛、烧灼痛、搏动样疼痛、触电样疼痛或撕裂样疼痛等，或者混杂存在，疼痛可能非常剧烈，个别患者表现为持续性的瘙痒，还可能伴有其他感觉异常，成为顽固性的后遗症，患者多伴有抑郁、焦虑、睡眠障碍等。查体可见神经支配区域出现有触痛、叩击痛。

下6对肋间神经的带状疱疹可引起上腹部疼痛，有时腹痛作为主要的临床表现，急性期可伴有发热、头痛、恶心、全身不适和淋巴结肿大等症状和体征。疼痛可先于或滞后于疱疹出现，为跳痛、刺痛或伴有烧灼感，沿受累神经的皮节分布，受累神经支配的皮肤区域可有痛觉过敏或触摸诱发痛。根据带状疱疹病史和疼痛的带状分布特点，不难做出诊断，但肋间神经带状疱疹感染有时以急腹症就诊，而且往往是在疱疹出现之前，患者无法提供既往的感染病史，误诊率高，这时候根据肋间神经支配的规律，分析疼痛的特点才是有效的诊断手段之一。

3. 肋间神经病理性疼痛

除了带状疱疹外，其他原因也可引起肋间神经的神经病理性疼痛，包括胸椎或胸部软组织的压迫、创伤、肿瘤[4]或化学性损伤等，可使肋间神经产生异常的电活动，产生神经病理性疼痛，其性质与带状疱疹感染类似，也存在神经支配区域的痛觉过敏现象。

4. 髂腹股沟神经病理性疼痛

髂腹股沟神经由于其走行特殊和位于腹股沟疝手术入路，较易出现损伤而产生神经病理性疼痛。髂腹股沟神经来源于L1和T12，在腰大肌外侧上缘传出，然后与髂腹下神经共干或一起走行，沿腰方肌前面和肾脏后面，经髂嵴内侧，沿髂肌前面走行，然后穿腹横肌，在腹横肌与腹内斜肌之间走行一段距离，在内环口的外侧穿腹内斜肌进入腹股沟管，成为皮支，沿精索外侧，经外环口支配大腿内侧和会阴部的皮肤，需要注意的是女性的外环口比男性小，坚硬的腹外斜肌腱膜更容易压迫和损伤女性的髂腹股沟神经。阑尾手术可能损伤髂腹股沟神经，如阑尾切除术的麦氏切口可能伤及神经，腹股沟疝手术也可能伤及神经，激烈的运动也可能导致腹内斜肌与腹横肌之间的髂腹下神经损伤，这些因素都可能是神经病理性损伤的病因。表现为一侧腹股沟区或下腹部的感觉异常、疼痛，可以伴有同侧阴囊或阴唇、大腿内侧的牵涉痛，活动、咳嗽或向后伸展肢体可以诱发或加重疼痛。查体可出现腹股沟区压痛；神经损伤形成的叩击痛，超声引导下的神经阻滞麻醉就可以确诊；肌电图可以区分疼痛是由髂腹股沟神经病变引起还是其他原因，如腰丛、腰神经根病变或糖尿病神经病变引起。

5. 腹股沟疝术后慢性疼痛（神经病理性疼痛）

腹股沟疝术后的慢性疼痛，包括一般的组织损伤引起的慢性疼痛和神经病理性疼痛，一般的慢性疼痛可逐渐减轻或消失，神经病理性疼痛成为腹股沟疝术后顽固性的并发症。腹股沟区域走行的神经包括髂腹下神经、髂腹股沟神经和生殖股神经，由于手术损伤、结扎、疝修补网片的压迫或粘连等，都可能成为神经病理性疼痛的病因。腹股沟疝术后的神经病理性疼痛表现为腹股沟区尖锐的刺痛、枪击样疼痛、波动感、烧灼感等，步行、弯腰、伸展髋部时可诱发或加重疼痛，休息或髋部放松的情况下疼痛可以减轻。腹股沟区可有痛觉过敏、触痛或叩击痛。髂腹下神经最明显的压痛点在腹股沟韧带中点上方，生殖股神经最明显的压痛点在外环处或耻骨结节。

6. 癌　痛

癌痛是癌细胞对身体的破坏，与癌分泌的细胞因子有关，骨骼和筋膜的破坏产生了躯体疼痛，内脏的破坏产生了内脏痛，但癌痛最难处理的是其神经病理性疼痛的成分。癌细胞对内脏神经和躯体神经的浸润和破坏是产生神经病理性疼痛的原因，也是药物治疗效果差的原因之一。在腹部的癌症中，胰腺癌的显著生物学行为是神经浸润，因此癌痛最为明显。除了癌细胞的侵犯外，化疗引起肠道菌群的改变也可引起腹部的神经病理性疼痛[5]，此外化疗也可造成神经的损伤，导致神经病理性疼痛。

7. 功能性胃肠病相关的腹痛

功能性胃肠病具有特殊的病理生理特点，例如内脏敏感性增加、脑－肠轴异常为基础的中枢神经系统和周围神经系统功能的异常，以及伴有的精神心理上的问题。从以上特点看，功能性胃肠病相关的腹痛，与躯体神经的神经病理性疼痛的中枢敏化和外周敏化机制相似，因此也可能把功能性胃肠病相关的腹痛视为一种特殊的神经病理性疼痛或内脏神经的神经病理性疼痛。

8. 会阴部痛

会阴部疼痛是指无器质性病变或病因不明的阴道口、阴蒂根部、阴唇、尿道口及其周围组织剧烈疼痛的一组症候群，表现为会阴部自发性持续烧灼样疼痛、阵发性跳痛、刀割样痛、电击样痛，或者不能忍受的、无法描述的异样疼痛，从疼痛的表现看，属于神经病理性疼痛。会阴部疼痛好发于中年女性，常见于 40~60 岁，疼痛部位包括尿道、阴道、阴唇、肛周。患者通常合并有其他的疾病或病史，包括泌尿系感染、肛周脓肿、肛瘘、尿失禁、便秘及会阴部手术等。发病机制及病因复杂，总的原因与支配会阴部的神经受压、慢性损伤引起神经本身的病变，导致外周神经和中枢神经的敏化等有关，从而产生神经病理性疼痛。此外，性侵史、被虐待史、慢性疼痛对生活的影响等心理因素，也可能对疼痛产生影响，使疼痛的成分更加复杂。会阴部疼痛的诊断标准是[6]：①有会阴部神经分布区域的疼痛；②排除妇产科、泌尿外科、肛肠科及精神心理相关的疾病；③经过其他专科治疗多无效；④诊断性会阴部神经阻滞有效。

三、小　结

以腹部神经病理性疼痛为临床表现的疾病一般是全身性疾病，或者胸部和腹壁边缘的躯体感觉神经病变或损伤引起，病因相对明确，疼痛的特点相对鲜明，详细收集临床资料可以做出正确的诊断。

（江志鹏　李　亮）

参考文献

[1] 中国医师协会神经内科医师分会疼痛和感觉障碍专委会. 糖尿病性周围神经病理性疼痛诊疗专家共识[J]. 全科医学临床与教育, 2019, 17(2)：100-107.

[2] Raghov A, Singh P, Ahmad J. New Insights Into Bioelectronic Medicines：A New Approach to Tackle Diabetic Peripheral Neuropathy Pain in Clinics[J]. Diabetes MetabSyndr, 2019, 13(2)：1011-1014.

[3] Park SK, Choi YS. Treatment Option for Refractory Postherpetic Neuralgia—Transversus Ab-

dominis Plane （TAP） Block：Two Case Reports ［J］. Anesth Pain Med, 2017, 7 （1）：e41378.

［4］Coraci D, Nizegorodcew T, Aprile I, et al. Misdiagnosis of herpes zoster neuralgia：nerve ul-trasound allowed diagnosing schwannoma of the intercostals nerve［J］. Neurol Sci, 2014, 35 （1）：131 −133.

［5］Ramakrishna R, Corleto J, Ruegger PM, et al. Dominant Role of the Gut Microbiota in Chemotherapy Induced Neuropathic Pain［J］. Sci Rep, 2019, 9(1)：20324.

［6］吕坚伟，张正望，文伟. 盆底功能障碍性疾病诊治与康复：泌尿分册［M］. 杭州：浙江大学出版社，2019：388 −411.

第十一章　腹部躯体性疼痛

创伤或其他原因引起的躯体性疼痛与神经病理性疼痛都属于躯体感觉神经传导的疼痛，不同的是神经病理性疼痛存在躯体感觉神经的病理改变，也存在外周敏化和中枢敏化的疼痛信号调制机制的异常，一般的躯体性疼痛，或者说单纯的躯体性疼痛，只是疼痛信号向中枢的传递，而没有信号调制机制的异常。本文所指的腹部躯体性疼痛是非神经病理性疼痛，属于腹壁肌肉筋膜病变或躯体感觉神经受刺激引起的疼痛。

一、运动员腹股沟区疼痛

运动员，尤其是足球运动员，运动时经常进行快速的方向变化、加速和减速及踢腿等动作，可导致躯干和下肢结合部的髂腹股沟区的慢性损伤，这种损伤主要表现为疼痛，这种疼痛被称为运动员腹股沟区疼痛，曾经也称为运动疝，属于躯体性疼痛，长期的慢性疼痛也可能发展成为神经病理性疼痛。腹部与下肢的结合区，肌肉止于耻骨结节和股骨上部，包括股骨与耻骨结节间的内收肌、腰椎与股骨间的髂腰肌、腹股沟韧带、腹壁肌等腹髂与耻骨结节间的肌肉和筋膜。运动可导致这些肌肉筋膜的损伤从而导致肌肉筋膜炎，或者肌肉附着点的慢性损伤导致慢性炎症，如耻骨结节炎，也可刺激走行于其间的神经，如髂腹下神经、髂腹股沟神经和生殖股神经，这些原因都可导致慢性疼痛的发生。根据其病变部位不同主要表现为四组症状：①内收肌压痛和抗内收肌测试时疼痛，临床上有时又称内收肌肌腱炎；②髂腰肌压痛，抗髋关节屈曲或拉伸髋屈肌时出现髂腰肌和腹股沟区疼痛；③腹股沟沟区疼痛和压痛，腹部肌肉抵抗力测试、腹内压增高、咳嗽可诱发或加重疼痛；④耻骨结节部位疼痛和压痛。这种疼痛主要是在快速、爆发、动态运动中出现，咳嗽、打喷嚏疼痛加重，查体具备以下 5 个体征中的 3 个[1]，并排除腹股沟疝。

· 联合腱与耻骨结节交点的固定压痛。

· 腹股沟管内环处压痛。

· 腹股沟管外环处压痛和(或)扩张，无明显疝。

· 收缩肌腱起始部疼痛。

· 腹股沟部位疼痛蔓延，通常会向会阴、大腿内侧或中线放射。

二、腹壁肌筋膜功能障碍或肌筋膜炎

肌肉筋膜的慢性病变，如变性、炎症、纤维化、硬化、张力改变等，被称为肌筋膜功能障碍或肌筋膜炎，表现为疼痛、痛觉敏感和触痛。这种疼痛由肌肉筋膜的刺激引起，属于躯体性疼痛，可伴有躯体性牵涉痛。腹壁有三层扁肌及其筋膜，这些组织的功能障碍和慢性病变，可引起腹痛，查体出现腹部压痛，但容易诱导出假的反跳痛，容易误诊为急腹症，正确的反跳痛手法应该是手在按压后稍停片刻，再快速抬起，而不是按压后马上抬起。这类疾病发病率不详，少见大样本的临床研究，个案报道腹壁肌筋膜功能障碍或肌筋膜炎以右下腹部常见[2]，首次发作时，容易误诊为急性阑尾炎。腹壁肌筋膜炎一般呈慢性病程间歇性加重，通常容易误诊为慢性阑尾炎急性发作。腹壁肌筋膜功能障碍或肌筋膜炎一般没有感染性炎症的改变，有特定的触痛点（称为激发点或扳机点），可以作为鉴别的主要依据。

三、腹直肌纤维组织炎

腹直肌纤维组织炎是腹直肌慢性劳损或肌营养不良[3]引起的无菌性炎症，多见于右侧腹直肌，本质上也是一种肌筋膜功能障碍或肌筋膜炎，表现为腹直肌部位疼痛，这种疼痛属于躯体性疼痛，一般为慢性病程，可有加重和减轻的波动性改变。首次发病时，表现为急性腹痛，有时易与急性胆囊炎或其他肝胆疾病混淆，但无急性胆囊炎的感染性炎症的表现。有时腹直肌纤维组织炎可引起消化不良的症状，这种情况出现是由于上消化道的内脏感觉神经与腹直肌的躯体感觉神经在脊髓后角汇聚，形成躯体－内脏汇聚，导致类似牵涉痛的反应，表现为消化不良的症状[4]，容易误诊为慢性胃炎等上消化道疾病。

四、前皮神经卡压综合征

腹壁接受下6对肋间神经（Th7～Th12）的支配，肋间神经和肋下神经在其走行过程中受压，可引起其支配区域腹痛或痛觉过敏，这种疼痛为躯体性疼痛，长期的神经刺激和损伤，可以转变为神经病理性疼痛。疼痛通常位于右侧腹部，一般低于脐水平，疼痛多位于腹直肌右侧几厘米的区域内[5]，触诊或按压可以诱发疼痛，程度差异很大，任何的运动或腹部运动都可加重腹痛，患者往往保持安静以减轻疼痛，经常伴有自主神经功能的改变，如腹胀、恶心、食欲减退、大便习惯改变等。肋间神经和肋下神经的前皮支传出的部位是腹壁结构的薄弱点，长期的腹内压增高可导致该部位扩大，脂肪可以从此处疝出。当咳嗽等腹内压突然增高的情况下，脂肪突然疝出，冲击和牵拉皮神经，可引起其支配区域的突发性腹痛，这种情况多见于肥胖者。

五、胸椎和腰椎椎间盘突出症

胸椎和腰椎的椎间盘突出，压迫神经根，可造成其神经支配区域的疼痛和麻木等症状，同样其支配腹部的分支也可引起腹部疼痛，常见于下腹部和腹股沟区。

六、腹股沟疝

腹股沟疝包括腹股沟直疝和腹股沟斜疝，有的学者将股疝也归类为腹股沟疝，腹股沟疝可引起腹股沟区的胀痛，一般疼痛轻微，站立时明显，平卧时随着疝内容物回纳腹腔，疼痛缓解。关于腹股沟疝引起疼痛的原因，一直有各种观点，包括：①疝内容物如小肠、大网膜、结肠等被压迫引起，这种疼痛属于内脏痛；②腹壁被疝内容物压迫引起，这种观点认为疼痛属于躯体性疼痛。Wright 等[6]对腹股沟疝患者的腹股沟区神经进行了组织学检查，认为腹股沟疝的疼痛与疝内容物压迫腹股沟区的神经相关。未伴有腹股沟疝的精索脂肪瘤也可引起腹股沟疝的症状[7]，说明疼痛并非来自内脏，因此腹股沟区的疼痛属于躯体性疼痛，当患者平卧后，疝内容物回纳，压迫解除，疼痛即消失。

腹壁的单纯性躯体性疼痛相对少见，但临床表现比较典型，符合神经支配的规律，只要诊断思维开阔，能考虑到这些疾病，一般不难诊断，在做出确定性诊断前，需要排除腹部常见病、多发病。

（李　亮　刘　铮）

参考文献

［1］唐健雄，黄磊，王平，等. 疝外科学［M］. 上海：上海科学技术出版社，2020：130－135.

［2］Reeves RR, Ladner ME. Abdominal Trigger Points and Psychological Function［J］. The Journal of the American Osteopathic Association，2016，116(2)：114－117.

［3］vanVliet J, Tieleman AA, Verrips A, et al. Qualitative and Quantitative Aspects of Pain in Patients With Myotonic Dystrophy Type 2［J］. The Journal of Pain，2018，19(8)：920－930.

［4］Harvey RS. Fibrositis of Rectus Abdominis Muscles causing Dyspepsia［J］. Br Med J，1944，2(4359)：114.

［5］Scheltinga MR, Roumen RM. Anterior cutaneous nerve entrapment syndrome（ACNES）［J］. Hernia，2018，22(3)：507－516.

［6］Wright R, Born DE, D'Souza N, et al. Why do inguinal hernia patients have pain? Histology points to compression neuropathy［J］. The American Journal of Surgery，2017，213(5)：975－982.

［7］Rotman JA, Kierans AS, Lo G, et al. Imaging of chronic male pelvic pain：what the abdominal imager should know［J］. Abdominal Radiology（NY），2020，45(7)：1961－1972.

第十二章　腹部盆部手术后慢性腹痛

腹部及盆部的手术是一种创伤，本身就是术后慢性疼痛的原因之一[1]，同时对胃肠道的生理也造成不同程度的影响，手术对躯体神经和内脏神经也可能造成瘢痕压迫、毁损等影响，可以导致躯体性和内脏性的感觉异常和疼痛。长期的神经慢性刺激或损伤可能造成神经的病理性改变，从而导致神经病理性的疼痛。此外，心理因素也可能造成疼痛的感受。腹部盆部手术后的慢性疼痛在某些手术中出现概率较高，并且具有不同的原理与特点。

一、胃旁路手术后慢性腹痛

胃旁路手术是距 Treize 韧带一定距离切断空肠，将远端空肠与胃或切除部分胃后的残胃吻合，十二指肠球部封闭，近端空肠距胃空肠吻合口一定距离与远端空肠吻合，吻合的结果是食物经胃和远端空肠进入远端肠道，胆汁和胰液经近端空肠进入肠道，这种手术又称为胃空肠 Roux-en-Y 吻合术。根据疾病和手术目的的不同，引流胆汁的空肠的保留长度不同，用于减重手术时，保留较长的近端空肠，以减少用于消化吸收的小肠的长度。习惯上，因胃癌或其他胃部疾病而进行的手术，强调的是胆汁和胰液的引流及对消化生理的最小影响，保留较短的近端空肠即可，常称为胃空肠 Roux-en-Y 手术；而用于减重需要而开展的术式，强调的是食物的通路，旷置更长的近端空肠，以减少消化吸收的小肠，因此常称为胃旁路手术。胃旁路手术后，消化吸收、饮食行为和内分泌都发生了很大的变化(图 12-1)。

随着肥胖成为全球性的健康问题，减重手术开展得越来越多，临床观察发现部分患者出现术后慢性腹痛的问题，女性、吸烟者、失业者和先前有过手术经历者为减重术后慢性腹痛的危险因素，一项 8 年的研究随访结果表明其发生率为 40%[2]，未见由于胃癌等疾病而行的胃空肠 Roux-en-Y 旁路手术后慢性腹痛的报道。从疼痛的性质看，包括[3]内脏敏感度升高引起的内脏痛、腹壁神经被瘢痕卡压引起的神经卡压综合征及内脏的神经病理性疼痛。Douissard 等研究认为与肠系膜裂孔未关闭有关[4]，导致小肠反复疝入和卡压于肠系膜裂孔，产生内脏躯体牵涉痛；也有研究认为胆汁反流是慢性疼痛的原因之一[5]。总体而言，手术后慢性疼痛的原因不清，与行为改变、消化吸收功能改变、胃肠动力的改变、胆管疾病、残留胃的疾病、腹壁手术瘢痕对神经卡压以及减重后胃肠道对疼痛的敏感性增加等因素有关。同时，病理性肥胖患者，一般存在对社会心理适应不良的问题，存在病态的精神心理因素。因此，胃旁路手术后的慢性腹痛病因复杂，是一种复杂的疼痛综合征，需要多学科合作及具体问题具体分析，不能一概而论。

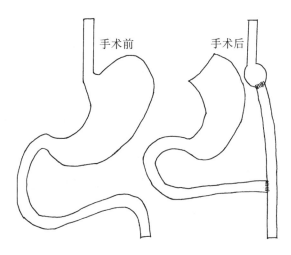

图 12 - 1　减重的胃食管旁路手术示意图

二、阑尾残株炎

阑尾切除术要求残留的阑尾根部不超过 0.5cm，过长的阑尾残株也可能被粪石堵塞或由于其他原因而出现病变，病变的性质与急性阑尾炎相同，表现为转移性腹痛和右下腹部压痛伴反跳痛。根据手术病史及血常规检测出现白细胞和中性粒细胞升高等感染表现，结合超声检查，必要时可以行钡灌肠检查，综合分析这些资料即可确诊。

三、下腹部手术后慢性腹痛

下腹部手术主要包括结肠直肠手术、妇产科手术、腹股沟疝手术、肾移植手术及膀胱手术等。手术切口的选择包括（图 12 - 2）腹部正中切口、横切口和斜切口，其中下腹部的横切口和斜切口手术后出现较高的腹股沟区慢性疼痛发生率。

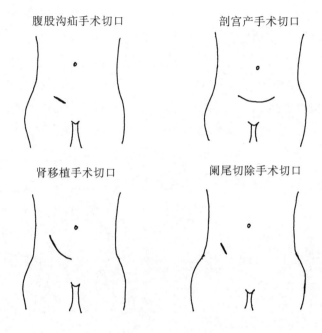

图 12-2　常见下腹部手术切口

1. 腹股沟疝术后腹股沟区疼痛

腹股沟疝术后腹股沟区疼痛发生率较高，这也是腹股沟疝手术相对于其他手术的特点之一，原因是腹股沟手术容易损伤到髂腹下神经和髂腹股沟神经，或者瘢痕或疝修补网片对神经的卡压作用，导致腹股沟区的慢性疼痛，这种疼痛为躯体性疼痛。长期的慢性疼痛或者慢性的神经卡压和损伤，可发生中枢敏化和外周敏化的作用，导致神经病理性疼痛的发生。腹股沟疝复发导致内脏如小肠、结肠或膀胱等受压，也可能合并内脏痛的可能。由于躯体性疼痛、神经病理性疼痛和内脏痛等疼痛类型叠加在一起，并且这些疼痛的信号都可以在脊髓后角和中枢神经系统产生偶合[6]，形成复杂的病理生理机制，导致诊断和治疗上的困难。

2. Pfannenstiel 切口术后腹股沟区疼痛

妇产科的剖宫产手术常采用 Pfannenstiel 切口，切口在耻骨联合上 3cm，长 12～13cm。Pfannestiel 切口周围的区域为髂腹下神经及髂腹股沟神经支配，手术可造成神经损伤[7]，手术后的瘢痕可以造成神经的卡压[8]，引起腹股沟区的慢性疼痛，这种疼痛属于躯体性疼痛，长期的满心疼痛可能发展成为神经病理性疼痛和心身疾病[9]。其他采用同样切口的妇产科手术，如子宫切除术[10]，也可观察到同样的现象。

3. 肾移植手术后腹股沟区疼痛

肾移植的手术切口位于右下腹部，属于斜切口，这个部位也是髂腹下神经和髂腹股沟神经经过的区域，手术也可能损伤到神经，或者手术后的瘢痕导致神经卡压综合征的发生，从而出现与腹股沟疝术后类似的腹股沟区的慢性疼痛[11]。

下腹部的正中切口对周围神经没有影响，一般不引起明显的慢性疼痛，下腹部斜切口和横切口影响到髂腹下神经和髂腹股沟神经，引起相应的躯体性疼痛和神经病理性疼痛，是下腹部疼痛的特殊现象。神经病理性疼痛的患者也可伴有区域皮肤的痛觉过敏，轻微的刺激可以引起夸张和持久的剧烈疼痛，长期的疼痛刺激可引起精神心理方面的异常。

髂腹下神经和髂腹股沟神经是运动和感觉的混合神经，在其走行的不同部位，神经纤维成分的性质也有不同，其损伤还可以引起腹股沟区腹内斜肌和腹横肌的失神经性萎缩，导致腹股沟疝的发生，在腹股沟疝还没有发展到体表可观察的程度，即隐匿性腹股沟疝阶段，腹股沟疝可能也是疼痛的原因。由于专业的限制，不同专业的观察角度不同，妇产科和泌尿外科的专家可能不注意腹股沟疝的观察，但普外科专家观察到阑尾切除术后可出现右侧腹股沟疝，阑尾手术所采用的下腹部斜切口——麦氏切口，也可导致髂腹下神经和髂腹股沟神经损伤，导致腹内斜肌及腹横肌失神经支配而萎缩。

四、腹壁切口疝修补术或腹壁成型术后腹痛

腹壁切口疝手术包括三种类型：①小的腹壁切口疝，一般指缺损 < 4cm 的切口，采用单纯缝合的手术方式；②大的腹壁切口疝，需要采用人工合成的网片进行修补，这种人工合成的网片对身体而言是一种异物，近年临床上也采用取自生物体的生物补片进行修补；③一些特殊的腹壁疝，除了需要植入人工合成的网片外，还需要采用整形外科技术，采用肌皮瓣或皮瓣技术覆盖腹壁的缺损区域。腹壁整形手术也涉及皮瓣和肌皮瓣的问题，对腹壁神经的影响与切口疝类似。腹壁切口疝和腹壁成形术可能对腹壁的感觉神经造成损伤，手术后的瘢痕也可能造成神经压迫，植入时疝修

补网片也可能压迫神经。疝修补网片同时也是一种异物，长期刺激腹壁感觉神经或其末梢，造成术后的慢性疼痛，这种疼痛的性质与神经卡压综合征类似。神经的慢性损伤和长期的疼痛信号刺激，可引起外周神经和中枢神经的敏化，导致神经病理性疼痛出现。神经病理性疼痛多数也伴有皮肤的痛觉过敏或超敏[12]，成为外科疑难的疼痛问题。腹壁切口疝手术或腹壁整形手术以下腹部常见[12]，女性也是术后疼痛的危险因素[13]，术后疼痛发生率较男性高。

五、盆底手术后慢性疼痛

盆底植入网片是治疗盆腔脏器脱垂和尿失禁的手术治疗手段，手术通过会阴部切口穿刺带入网片，可全面纠正盆底的缺陷，手术后1/6的患者出现盆腔痛[14]，此外还可出现大腿内侧、臀部疼痛，与网片在穿刺过程中造成的肌肉和神经损伤有关[15]，也可能与网片的慢性刺激和皱缩有关。这种类型的慢性疼痛属于躯体性疼痛，同样也可以发展成为神经病理性疼痛。

腹部和盆部手术后的慢性疼痛是外科手术的特殊并发症，当只是躯体性疼痛时，一般具有典型的临床表现，根据手术病史和疼痛特点，容易诊断。当进展为神经病理性疼痛时，疼痛表现复杂，并且可能混杂精神心理因素，诊断和处理比较棘手。

（李　亮　洪楚原　刘　铮）

参考文献

[1] Kolesnikov Y, Gabovits B, Levin A, et al. Chronic pain after lower abdominal surgery: do catechol-O-methyl transferase/opioid receptor μ-1 polymorphisms contribute? [J]. Mol Pain, 2013, 9: 19.

[2] Sandvik J, Hole T, Klöckner CA, et al. High-Frequency of Computer Tomography and Surgery for Abdominal Pain After Roux-en-Y Gastric Bypass[J]. Obes Surg, 2018, 28(9): 2609-2616.

[3] Blom-Høgestøl IK, Stubhaug A, Kristinsson JA, et al. Diagnosis and treatment of chronic abdominal pain 5 years after Roux-en-Y gastric bypass[J]. Surg Obes Relat Dis, 2018, 14(10): 1544-1551.

[4] Douissard J, Gambon-Stow P, Dupuis A, et al. Chronic Pain After Gastric Bypass: Another Argument to Support Mesenteric Windows Closure[J]. Surg Laparosc Endosc Percutan Tech, 2020, 30(2): 134–136. doi: 10. 1097/SLE. 0000000000000737.

[5] Vella E, Hovorka Z, Yarbrough DE, et al. Bile reflux of the remnant stomach following Roux-en-Y gastric bypass: an etiology of chronic abdominal pain treated with remnant gastrectomy [J]. Surg Obes Relat Dis, 2017, 13(8): 1278–1283.

[6] Nguyen DK, Amid PK, Chen DC. Groin Pain After Inguinal Hernia Repair[J]. Adv Surg, 2016, 50(1): 203–220.

[7] Gizzo S, Andrisani A, Noventa M, et al. Caesarean Section: Could Different Transverse Abdominal Incision Techniques Influence Postpartum Pain and Subsequent Quality of Life? A Systematic Review[J]. PLoS One, 2015, 10(2): e0114190.

[8] Verhagen T, Loos MJ, Mulders LG, et al. A step up therapeutic regimen for chronic post-Pfannenstiel pain syndrome[J]. Eur J Obstet Gynecol Reprod Biol, 2018, 231: 248–254.

[9] Poli-Neto OB, Campos Martins Chamochumbi C, Toscano P, et al. Electromyographic characterisation of abdominal wall trigger points developed after caesarean section and response to local anaesthesia: an observational study[J]. BJOG, 2018, 125 (10): 1313–1318.

[10] Beyaz SG, Özocak H, Ergönenç T, et al. Chronic postsurgical pain and Neuropathic symptoms after abdominal hysterectomy A silent epidemic[J]. Medicine (Baltimore). 2016, 95 (33): e4484.

[11] Zorgdrager M, Lange JF, Krikke C, et al. Chronic Inguinal Pain After Kidney Transplantation, a Common and Underexposed Problem[J]. World J Surg, 2017, 41(2): 630–638.

[12] Presman B, Finnerup K, Andresen SR, et al. Persistent Pain and Sensory Abnormalities after Abdominoplasty[J]. Plast Reconstr Surg Glob Open, 2015, 3(11): e561.

[13] Köckerling F, Hoffmann H, Adolf D, et al. Female sex as independent risk factor for chronic pain following elective incisional hernia repair: registry-based, propensity score-matched comparison[J]. Hernia, 2020, 24(3): 567–576.

[14] Geller EJ, Babb E, Nackley AG, et al. Incidence and Risk Factors for Pelvic Pain After Mesh Implant Surgery for the Treatment of Pelvic Floor Disorders[J]. J Minim Invasive Gynecol, 2017, 24(1): 67–73.

[15] 张广美, 谢臻蔚, 孙秀丽, 等. 盆底功能障碍性疾病诊治与康复: 妇产科分册[M]. 杭州: 浙江大学出版社, 2019: 106–176.

第十三章　疼痛的测量

症状是患者的感受，需通过患者的告知而获得，具有主观性。症状的描述受患者认知、表达能力、表达方式的影响，也受医生认知和理解方式的影响，同一症状在不同语言或方言中的表达差异很大，即使是受到专业训练的医生，也可能误解或不能全面理解患者对症状表达的意思，因此症状的描述受陈述者和接受者共同经验的影响[1]，因此症状具有主观性和不可测量的特点。

一、症状测量的特点

现代的症状测量主要是应用各种量表，并且需要方便患者的理解，因此语言要求易于理解，具有明确的意义，能直观告诉患者评分意味着什么，以保证不同教育背景的患者可以准确理解和应用。因此，一个量表应该具备以下特点：可靠性，有效性，敏感性和实用性。可靠性是指每次症状的评分结果类似，即某因素对整体的贡献与该因素的测量值一致；有效性是指测量值涵盖希望测量内容的比例；敏感性是一个时间段的测量值可以反映某种变化的趋势；实用性即简单易行的特点。

二、疼痛测量的特点和意义

疼痛是一种症状，也被称为第五生命体征，疼痛的测量也完全具备症状测量的要点，疼痛的测量应该包括[2]：①疼痛患者重要的几方面的感受；②治疗期间何种疼痛的变化。简单地说包括患者的感受和感受变化，患者的感受需要用语言表达出来，同一性质的疼痛在不同的患者中可能有不同的描述[3]，例如：胀气（bloating）可以看作是疼痛的延续表现，但中国人认为与疼痛无关，而西方文化认为疼痛和胀气可以同时存在，拉丁语中没有"胀气"这个词。因此，疼痛的测量对其性质的测量差异很大，但对疼痛程度的测量，在同一患者的先后测量上，还是可以反映疼痛的变化趋势。疼痛的性质主要是根据疾病的特点综合考虑，必要时可以结合辅助检查和心理分析技术如电生理学检查，全面分析疼痛的性质。疼痛的测量是疼痛诊断的重要内容，可以为疼痛的管理和治疗提供相对客观的依据和疗效评价标准。

三、常用的疼痛测量量表

急性或慢性疼痛的评估一般采用量表法，量表法广泛应用于临床，并且其效果也得到了检验。根据量表设计思路的不同，疼痛的测量有以下六种代表性的量表。

1. **词语等级量表**(verbal rating scale，VRS)

VRS 是采用从最轻到最重的一系列的形容词，包括从无痛到最疼痛的状态，让患者选择最适合他们疼痛状态的形容词，表达他们的疼痛感受。通常每个形容词被赋予一定的分值，以便计算得出 VRS 的评分。VRS 量表有多种，表 13-1 是其中较为简洁的一种量表。

表 13-1 词语等级量表

无	轻度	中度	严重	极重
0	1	2	3	4

VRS 量表的有效性已经得到检验，评价结果与疼痛具有较好的一致性[4]，但是仍然有其局限性：首先患者必须熟悉其中的形容词，以便选择合适的词语，复杂的 VRS 量表对患者而言熟悉起来存在一定的困难；其次是 VRS 量表设计的前提是从无痛到最激烈的疼痛之间划分的各个等级是等距离划分的，也就是说每个级别的疼痛，例如从无痛到轻度疼痛，从轻度疼痛到中度疼痛，其程度的距离是一致的，但实际上，疼痛的变化可能并不是这种关系。

2. **数字等级量表**(numerical rating scale，NRS)

NRS 是以一系列的数字代表疼痛的强度，0 为无痛，10 为最激烈的疼痛，在此期间的数字分别代表相应的疼痛程度(图 13-1)。也有 0~20 和 0~100 的量表，但以 0~10 的量表最为常用。

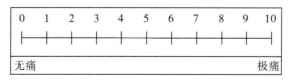

图 13-1 数字等级量表

相比于 VRS，NRS 较为简洁，患者无须像理解 VRS 中的词语那样熟悉量表，对疼痛评估的敏感性较好，在国内的无痛病房应用广泛，也有学者将其用于急诊的分诊[5]。其缺点也和词语等级量表一样，量表设计的前提是疼痛的分级从 1 ~ 10 是平均分开，疼痛间的分级是等距离的；此外，不同的人对极痛的界定也存在很大的差异。

3. 视觉模拟评分（visual analogue scale，VAS）

VAS 与 NRS 类似，采用一条直线，一般长 10cm，最左端标记为无痛，最右端标记为极痛，患者在这条线上标出与自己疼痛体会对应的位置，每个位置对应一个分值，现在一般采用 VAS 尺进行评估。图 13 - 2 是医院常用的视觉模糊评分法的工具。

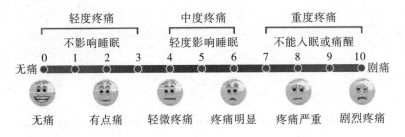

图 13 - 2　视觉模拟评分法

相比于 VRS 和 NRS，VAS 敏感性较好，对较微小的疼痛改变也比较敏感[6]，大量的研究显示 VAS 优于 VRS 和 NRS。但对运动和感知障碍的患者，VAS 评分存在评估的困难，对认知障碍的老年患者，存在较高的评估未完成率。

4. Mcgill 疼痛调查表（Mcgill pain questionnaire，MPQ）

Melzack 于 1975 年设计了 MPQ 调查表，是第一个多因素调查评分方法，其设计紧密，但评估内容多，使用起来较为烦琐，1987 年 Melzack 在 Mcgill 疼痛原表的基础上提出一种简化的疼痛问卷，并将视觉模拟方法加入其中，形成目前的缩减版 MPQ，是多维度的疼痛检测工具（表 13 - 2）。缩减版 MPQ 包括三个维度的疼痛体验，分别是感觉 - 差异性、情感 - 可激发性、认知 - 可评估性。

MPQ 以其有效性、敏感、可靠而被多国医生使用，在不同的文化群体中可以得到相对一致的结果，适用于临床和科研的需要[7]，特别是在需要较为详细的疼痛调查情况下。缩减版的 MPQ 评价结果与 MPQ 评价结果具有很高的相关性，同样是一种敏感、可靠的疼痛评价方法。

表 13 – 2　缩减版 MPQ

Ⅰ. 疼痛评级指数(PRI)的评估

	无	轻度	中度	重度
A 项：感觉项				
跳痛(throbbing)	0)_____	1)_____	2)_____	3)_____
闪电样疼痛(shooting)	0)_____	1)_____	2)_____	3)_____
刺痛(stabbing)	0)_____	1)_____	2)_____	3)_____
锐痛(sharp)	0)_____	1)_____	2)_____	3)_____
绞痛(cramping)	0)_____	1)_____	2)_____	3)_____
咬痛(gnawing)	0)_____	1)_____	2)_____	3)_____
烧灼痛(hot-burning)	0)_____	1)_____	2)_____	3)_____
酸痛(aching)	0)_____	1)_____	2)_____	3)_____
坠胀痛(heavy)	0)_____	1)_____	2)_____	3)_____
触痛(tender)	0)_____	1)_____	2)_____	3)_____
爆炸样痛(splitting)	0)_____	1)_____	2)_____	3)_____

感觉项总分：

B 项：情感项				
疲惫耗竭感(tiring-exhausting)	0)_____	1)_____	2)_____	3)_____
病恹样(sickening)	0)_____	1)_____	2)_____	3)_____
恐惧感(fearful)	0)_____	1)_____	2)_____	3)_____
罪恶感(punishing-cruel)	0)_____	1)_____	2)_____	3)_____

情感项总分：

以上两项相加：感觉项总分 + 情感项总分 = 疼痛总分：

Ⅱ. 视觉模糊法疼痛评分(VAS)

无痛 0 _____ 10 极痛

Ⅲ. 当前疼痛状况(PPI)

0 无痛(No pain)

1 轻度疼痛(Mild)

2 难受(Discomforting)

3 痛苦不安(Distressing)

4 极其痛苦(Excruciating)

5. 神经病理性疼痛量表(neuropathic pain scale，NPS)

在临床上，虽然 NRS[8] 和缩减版的 MPQ[9] 也可以用于神经病理性疼痛的评估，但并不是专门用于神经病理性疼痛的评估量表[10]。由于神经病理性疼痛不同于其他类型的疼痛，因此正确的诊断和评估非常重要，第一个专门用于神经病理性疼痛的量表为 Galer 和 Jensen 于 1997 年设计的 NPC（表 13-3），其包括 10 个疼痛描述词语，每个词语均为 0~10 分的数字等级和一个当前的疼痛评价。

表 13-3 神经病理性疼痛量表(NPS)

1. 请用以下量表评价你的疼痛强度。请用"×"标出最能描述你疼痛强度的数字。

无痛 | 1 | 2 | 3 | 4 | 5 | 6 | 7 | 8 | 9 | 10 | 你能想象的最痛

2. 请用以下量表评价疼痛中刺痛的感觉强度。"刺痛(sharp)"描述为"刀割样痛(like a knife)""钉样痛(like a spike)""戳痛(jabbing)"或"跳痛(like jolts)"。

无痛 | 1 | 2 | 3 | 4 | 5 | 6 | 7 | 8 | 9 | 10 | 能想象的刺痛的最高强度（刀割样痛）

3. 请用以下量表评价疼痛中烧灼的感觉强度。描述烧灼感的词有"灼烧(burning)"和"火烧一样(on fire)"。

无痛 | 1 | 2 | 3 | 4 | 5 | 6 | 7 | 8 | 9 | 10 | 能想象的烧灼感的最高强度（火烧一样）

4. 请用以下量表评价疼痛中钝痛(dull)的感觉强度。描述钝痛的词有"如牙齿钝痛(like a dull tookache)""钝痛(dull pain)""酸痛(arching)"及"挫伤痛(like a bruise)"。

无痛 | 1 | 2 | 3 | 4 | 5 | 6 | 7 | 8 | 9 | 10 | 能想象的钝痛的最高强度

5. 请用以下量表评价疼痛中寒冷(cold)的感觉强度。描述冷痛的词有"如冰一样(like ice)"和"冰冻(freezing)"。

无寒冷感觉 | 1 | 2 | 3 | 4 | 5 | 6 | 7 | 8 | 9 | 10 | 能想象的寒冷的最高强度（冰冻）

6. 请用以下量表评你的皮肤对轻触或衣服接触的敏感强度。描述皮肤敏感程度的词有"如晒伤痛(like sunburned skin)"和"皮肤擦伤痛(raw skin)"

皮肤无感觉 | 1 | 2 | 3 | 4 | 5 | 6 | 7 | 8 | 9 | 10 | 能想象的最强的皮肤敏感程度（皮肤擦伤痛）

7. 请用以下量表评价你的皮肤瘙痒的感觉强度。描述皮肤瘙痒程度的词有"如毒葛(like poison oak)"和"如蚊咬(like a mousqito bite)"。

无瘙痒 | 1 | 2 | 3 | 4 | 5 | 6 | 7 | 8 | 9 | 10 | 能想象的最强的皮肤瘙痒程度（如毒葛）

8. 以下哪项最能描述你的疼痛强度和时间的关系，请选出一个最佳答案

（　　）我觉得总是（all the time）有疼痛（background pain）存在，有时候偶尔出现突破痛（break-through pain）。

请描述总是存在的疼痛性质（background pain）_____

请描述突破痛性质（break-through pain）_____

（　　）我觉得总是（all the time）有一种疼痛存在。

请描述此疼痛的性质_____

（　　）我觉得有时候（sometime）出现疼痛（一种）。

请描述这种偶尔出现的疼痛性质_____

9. 请你告诉我们你所经历的疼痛的不同方面性质、不同感觉类型，我们希望你能告诉我们对你产生的不适感（unpleasant）。用于描述不适感的词有"使人难受（miserable）"和"难以忍受（intolerable）"。记住，疼痛的剧烈程度可以很低但造成不适可以是最大程度的，而某些疼痛可能剧烈程度很强但可以忍受。请用以下量表评价对你造成不适感的程度。

无不适感　| 1 | 2 | 3 | 4 | 5 | 6 | 7 | 8 | 9 | 10 |　能想象的最强程度的不适感（难以忍受）

10. 最后我们希望你能给出深部痛和体表痛的疼痛程度。我们希望你分别评价深部痛和体表痛。我们知道做这些评估可能比较困难且结果可能是"最好的猜测"，但是希望能给出你的最佳评估。

你的深部疼痛的疼痛强度？

无痛　| 1 | 2 | 3 | 4 | 5 | 6 | 7 | 8 | 9 | 10 |　能想象的最强的深部痛

你的体表疼痛的疼痛强度？

无痛　| 1 | 2 | 3 | 4 | 5 | 6 | 7 | 8 | 9 | 10 |　能想象的最强的体表痛

该量表的灵敏度较好，并在多个神经病理性疼痛的试验中应用，得到了很好的验证。NPS 的主要缺陷是出现有较多的专业词汇，增加了患者理解的难度，此外与感觉敏感度测试也存在不一致的地方[11]。

6. 情绪评分（emotional scale，ES）

疼痛的定义包含情绪的成分，特别是神经病理性疼痛，情绪成分更加明显。情绪的评估也是疼痛评估的重要内容，情绪可以使用 VAS 尺进行评估，0 分为最佳情绪，10 分为最差情绪。临床上，0~2 分为优，3~5 分为良，5~8 分为可，8~10 分为差。神经病理性疼痛心理评估量表主要有疼痛灾难性感受量表（pain catastrophizing scale，PCS）、汉密尔顿抑郁量表

（Hamilton depression scale，HAMD）和汉密尔顿焦虑量表（Hamilton anxiety scale，HAMA）。

　　疼痛虽然是一种个人和主观的体验，但仍然有大量有效可靠的工具可用于测量，目前有大量的疼痛评价量表可供临床使用，NRS 和 VAS 以其简洁、实用、易于掌握的特点，在临床中使用最为广泛。专业的疼痛科一般使用更为专业的疼痛评价量表，但没有哪一个工具是始终优秀的[12]。这些量表一般在疼痛的管理和治疗中应用，对疼痛的诊断参考意义有限。任何一种测量的研究都应该包括一种自述报告的检测，同时应用多种疼痛检测或多维度检测方法，现代医学的检查手段也可以应用，如功能神经影响等，以全面评估疼痛的"客观"程度。

（伍友春　李　亮）

参考文献

[1] Naing A, Hajjar J. 苏春霞，主译. 免疫治疗学[M]. 2 版. 北京：科学出版社，2019：147 - 163.

[2] Cleeland CS, Fisch MJ, Dunn A. 张宏艳，李小梅，主译. 癌症症状学：评测、机制和管理[M]. 北京：人民卫生出版社，2019：247 - 280.

[3] Drossman DA. 方秀才，侯晓华. 罗马Ⅳ：功能性胃肠病脑 - 肠互动异常[M]. 4 版. 北京：科学出版社，2016：1 - 28.

[4] Foster D, Shi G, Lesser E, et al. A Prospective, Blinded Study Comparing In-hospital Post-operative Pain Scores Reported by Patients to Nurses Versus Physicians[J]. Cureus, 2019, 11(11): e6122.

[5] 范婷婷，张先翠，姜翠凤. MEWS 联合 NRS 评分在急诊分级分诊中的应用[J]. 皖南医学院学报，2019，38(4)：399 - 402.

[6] 辛蔚妮，曾博，许青峰，等. 视觉模拟评分法评估根管治疗术后疼痛程度及疼痛相关因素分析[J]. 中华口腔医学研究杂志（电子版），2019，13(5)：278 - 283.

[7] Main CJ. Pain assessment in context: a state of the science review of the McGill pain questionnaire 40 years on[J]. Pain, 2016, 157(7): 1387 - 1399.

[8] 朱慧娟，何芳，马小艳，等. 糖尿病足患者疼痛评分与生存质量的相关分析[J]. 中华现代护理杂志，2019，24(34)：4185 - 4188.

[9] Berger MB, Damico NJ, Haefner HK. Responses to the McGill Pain Questionnaire predict neuropathic pain medication use in women in with vulvar lichen sclerosus[J]. J Low Genit

Tract Dis, 2015, 19(2): 135 – 139.

[10] 黄宇光，徐建国，于布为，等. 神经病理性疼痛临床诊疗学[M]. 北京：人民卫生出版社，2010：17 – 125.

[11] Gierthmühlen J, Schneider U, Seemann M, et al. Can self-reported pain characteristics and bedside test be used for the assessment of pain mechanisms? An analysis of results of neuropathic pain questionnaires and quantitative sensory testing[J]. Pain, 2019, 160(9): 2093 – 2104.

[12] Benzon HT, Raja SN, Liu, et al. 于生元，王家双，程志祥，主译. 疼痛医学精要[M]. 3 版. 北京：北京大学医学出版社，2017：26 – 31.

第十四章 腹痛治疗与疼痛管理概述

腹痛是多维度因素的结果，从疼痛的性质看，包括躯体性疼痛、神经病理性疼痛、内脏痛、功能性胃肠病相关的疼痛、精神心理因素相关的疼痛。不同的疾病或状态下，腹痛的组成成分不同，治疗方法也有相应的差异，从疼痛的性质来细分疼痛的类型可以达到最优的疗效；也有学者从基因的角度研究疼痛的精准治疗[1]，因此腹痛的治疗首先是需要厘清疼痛的性质，从而进行针对性的治疗。腹痛也涉及多学科领域的众多病种，每一病种也有其专科特点和治疗上的不同，本章只作原则性的治疗技术介绍，不做细致的治疗论述。

一、加速康复外科理念下的腹部手术围手术期疼痛管理

腹部手术后的疼痛主要是腹壁切口的躯体性疼痛，也包括内脏创伤引起的内脏痛，从疼痛的神经学原理看，腹部手术后的疼痛包括以下方面的因素。

1. 躯体性疼痛

腹壁切口创伤是躯体性疼痛的来源，从疼痛的原理来看，包括外周感受器对疼痛信号的感受，躯体感觉神经将信号传递到脊髓后角，以及脊髓将信号传递到中枢神经系统，并产生疼痛的感受。单纯麻醉中枢神经系统的全身麻醉，虽然阻断了中枢神经系统的痛觉感受，但这些信号的产生和传递仍然在进行，并产生相应的作用，导致手术后患者头晕、乏力等感受。

2. 内脏创伤信号的传递

虽然内脏对手术创伤没有直接的疼痛感受，但创伤必定产生相应的信号，这些信号经内脏感觉神经传递到脊髓后角，由于内脏感觉神经与躯体感觉神经的内脏－躯体汇聚关系，内脏的感受信号对脊髓后角的躯体感觉神经的感受信号产生影响，其原理为牵涉痛，也可以加强躯体性疼痛的感受。

3. 内脏与内脏间损伤信号的传递

在手术进行期间或手术后，手术脏器的损伤信号可以通过内脏感觉神经间的内脏－内脏躯体汇聚产生相互影响，也可以不经脊髓后角，通过内脏间的反射通路产生相互影响，这些信号间的相互作用，可引起脏器功能的抑制，并影响到手术后脏器功能的恢复，特别是影响到胃肠道功能的恢复。

4. 躯体疼痛对内脏功能的影响

躯体性疼痛可以对内脏功能产生抑制的现象很早就被观察到[2]，其可导致消化不良的症状感受。在腹部手术中，切口的躯体性疼痛也可以通过感觉神经的内脏－躯体汇聚产生影响，导致胃肠道等脏器功能抑制，不利于恢复。

腹部手术产生的疼痛及相互影响是复杂的，除了不利的疼痛感受外，还可以影响到中枢神经和内脏的功能。加速康复外科关于疼痛管理理念的完善的多模式疼痛管理，可以阻断这些不利的信号通路，最大限度地减少这些不利影响，不仅应该做到完善的止痛，还要避免患者术后头晕、乏力等不适及内脏间的相互影响。主要措施包括躯体感觉和内脏感觉的阻断，具体的措施包括：①手术前的心理辅导，减轻或避免精神心理因素对疼痛感受的影响；②手术时除了气管插管采用吸入麻醉麻醉中枢神经对疼痛的感受外，还需要阻断外周各种痛觉信号的传递，对腹部手术而言，重要的是硬脊膜外阻滞麻醉和手术切口周围的局部麻醉，也可以在腹壁肌层间阻滞腹壁外周神经的传递[3]，硬脊膜外阻滞麻醉阻断了交感神经的活性，使副交感神经占优势，交感神经使胃肠道的功能抑制，而副交感神经的作用是促进胃肠道功能，因此硬脊膜外阻滞麻醉有利于胃肠道功能的恢复；③手术后仍然需要维持硬脊膜外阻滞麻醉和切口局部麻醉作用，硬脊膜外的镇痛泵一般可以维持48h的持续作用，但切口周围的皮下局部麻醉维持时间不长，需要静脉使用非甾体类抗炎止痛药物，继续阻断各种疼痛信号的产生和传递；④多模式镇痛也包括使用不同类型的麻醉止痛药[4]，达到疗效药物间协同作用和减少副作用的目的。

二、器质性疾病引起的躯体性疼痛和内脏痛的治疗

器质性疾病引起的腹痛，无论是急性腹痛，还是慢性腹痛，都有明确

的病因，疼痛的原理也明确，去除病因即可有效治疗腹痛，例如急性阑尾炎的阑尾切除术、肠梗阻保守或手术治疗、手术解除外周神经的卡压等。但有些慢性腹痛可遗留长期的病理或病理生理改变，无法完全治愈，如重金属中毒等。

三、腹部神经病理性疼痛的治疗

神经病理性疼痛是疼痛治疗的棘手问题，腹部的神经病理性疼痛多数与手术即神经卡压有关，例如腹股沟疝术后的疼痛等。病情轻的神经病理性疼痛可予药物治疗，但需要注意由于疼痛原理不同，使用药物的种类与一般躯体性疼痛的止痛药物不同[5]。国际疼痛学会推荐的神经病理性疼痛治疗药物分为一线、二线、三线药物三类。一线药物包括三环类抗抑郁药、选择性5－羟色胺、去甲肾上腺素再摄取抑制剂、抗惊厥药物、局部使用利多卡因；二线药物包括阿片类镇痛药、曲马多等弱阿片类镇痛药；三线药物包括抗癫痫药物，抗抑郁药（西酞普兰、帕罗西订等），美西律等利多卡因类似物。如果药物治疗无效，可以采用神经阻滞疗法或介入下的神经毁损，手术切除或切断病变神经也是主要的手段之一。物理治疗、心理治疗及中医中药等治疗手段，也可以根据具体的病情需要选用。

四、功能性胃肠病相关腹痛的治疗

功能性胃肠病是典型的生物－社会－心理模式疾病，其治疗措施也是依据这些多维度的因素来制定。功能性胃肠病的诊断包括以下多维度的因素[6]：临床分类，临床表现补充，对日常生活的影响，社会心理学影响，生理学特征和生物学标记。针对以上五个方面的多维度因素，进行针对性的治疗，包括饮食及生活的调节、胃肠动力药物治疗、抑制胃酸的药物治疗、解释和安慰、心理治疗等。功能性胃肠病相关的腹痛一般不使用针对躯体性疼痛的止痛药物治疗，如需要止痛，使用的药物与神经病理性疼痛类似，使用三环类或四环类抗抑郁药等。

五、腹部癌痛的治疗

癌痛具有三种性质的疼痛类型，包括躯体性疼痛、内脏痛和神经病理性疼痛，而有的患者还有精神心理上的改变，其对疼痛也会产生影响。

WHO 癌痛治疗指南的三阶梯用药是癌痛治疗的主流方法，原则上要求给药的方法尽可能简单，并根据药物的作用时间选择合适的给药时间间隔。第一阶梯用药适合轻度疼痛，主要给予非阿片类药物，并根据疼痛的主要机制作出调整，常见的药物包括布洛芬、对乙酰氨基酚、塞来昔布等。第二阶梯用药适合中度疼痛，主要给予弱阿片类药物，常见的药物包括曲马多、二氢可待因或低剂量的第三阶梯类药物等。第三阶梯用药适合重度疼痛，主要给予阿片类药物，常见的药物包括吗啡、氢化吗啡酮、芬太尼、羟考酮、美沙酮等。特殊类型的病种引起的癌痛也与针对性的创伤性治疗措施，例如胰腺癌引起癌痛的介入下神经毁损治疗等。姑息性化疗可以缓解癌细胞对神经的损害，对缓解癌痛也有不同程度的疗效。神经病理性疼痛是癌痛各种疼痛的重要成分，其发生率高，为 19%～39%[7]。多数患者感受到的疼痛是躯体性疼痛、内脏痛和神经病理性疼痛的混合性疼痛，因此癌痛虽然具备神经病理性疼痛治疗的考虑成分，但与单纯非癌症引起的神经病理性疼痛具有不同的治疗原则，癌痛药物的选择则强调对所有类型的疼痛都有效，并且由于癌症属于疾病的终末期，癌痛的治疗属于舒缓医疗或安宁疗护的一部分，对药物的成瘾性并不作主要的考虑，所以治疗以弱阿片类和阿片类药物为主。由于癌痛治疗的复杂性，组建多学科团队是疗效优化的重要措施[8]。

在临床上，一般根据患者对疼痛性质的描述，结合疾病的特点，判断疼痛的类型，即疼痛属于躯体性疼痛、内脏痛或神经病理性疼痛哪一种，然后进行简单有效的疼痛测量，如：数字模拟评分法和视觉模拟评分法等，还应注意患者的精神状态，全面的评估包括以下方面[9]。

· 心理痛苦产生的心理、社会、经济问题和宗教信仰因素。

· 情绪障碍的评价，筛查并治疗抑郁和焦虑。

· 评价患者及其家庭对疾病的应对能力。

在以上基础上，进行三阶梯的治疗，需要注意的是：由于治疗过程中产生某种药物的耐受问题，更换药物时应进行等效剂量转化的计算；吗啡等药物会产生便秘等副作用，需要做针对性处理。

六、精神心理相关腹痛的治疗

精神心理因素相关腹痛的治疗需要具备精神病学或心理学的专业知

识，与躯体症状障碍相关的腹痛主要是让患者恢复社会角色[10]，带症状生活，这需要专业的精神心理学技巧，精神活性药物的使用也有其特殊性，对于非专科医生而言，识别这类患者并转诊到精神科或心理科治疗是关键。

七、慢性疼痛的管理

随着社会经济的发展，慢性疼痛对健康的影响逐渐被重视，慢性疼痛包括癌痛与癌症的慢性疼痛，两者在治疗原则上有较大的差异。国内的慢性疼痛管理通常有两种方式，一种是患者定期到医院的疼痛门诊定期就诊治疗，另一种是社区慢病管理模式。当前的信息技术为慢性疼痛的网络管理提供了便利[11]，利用微信、QQ 等社交平台，可以实现方便患者的高效管理模式。

（李茂林　李　亮）

参考文献

［1］Brown E. Genetics：An incomplete mosaic［J］. Nature, 2016, 535（7611）：s12 – 13.

［2］Harvey RS. Fibrositis of Rectus Abdominis Muscles causing Dyspepsia［J］. Br Med J, 1944, 2（4359）：114.

［3］Colibaseanu DT, Osagiede O, Merchea A, et al. Randomized clinical trial of liposomal bupivacaine transverse abdominis plane block versus intrathecal analgesia in colorectal surgery［J］. Br J Surg, 2019, 106（6）：692 – 699.

［4］Beverly A, Kaye AD, Ljungqvist O, et al. Essential Elements of Multimodal Analgesia in Enhanced Recovery After Surgery（ERAS）Guidelines［J］. Anesthesiol Clin, 2017, 35（2）：e115 – e143.

［5］Eisenstein M. Neuropathy：A name for their pain［J］. Nature, 2016, 535（7611）：S10 – 1.

［6］蓝宇, 方秀才. 功能性胃肠病多维度临床资料剖析［M］. 2 版. 北京：科学出版社, 2017：6 – 14.

［7］樊代明, 陈洛南, 杜冠华, 等. 恶性肿瘤姑息治疗［M］. 郑州：河南科学技术出版社, 2016：48 – 66.

［8］北京市疼痛治疗质量控制和改进中心. 癌症疼痛管理药学专家共识［J］. 中国疼痛医学杂志, 2019, 25（11）：801 – 807.

［9］Chabner BA, Longo DL. 李小梅，焦顺昌，主译. 哈里森肿瘤学手册［M］. 2 版. 北京：科学出版社，2017：294 - 300.

［10］邓云龙，王东方. 躯体症状障碍诊疗策略［J］. 医学与哲学，2017，38(9B)：1 - 4.

［11］尚炳含，尹惠茹，周海燕，等. 慢性疼痛网络管理的研究进展［J］. 现代临床护理，2019，18(8)：71 - 76.